Juliette Gillet

À propos de la notion de continuité du temps chez l'enfant psychotique

Juliette Gillet

À propos de la notion de continuité du temps chez l'enfant psychotique

Continuité, anxiété et altérité

Presses Académiques Francophones

Impressum / Mentions légales

Bibliografische Information der Deutschen Nationalbibliothek: Die Deutsche Nationalbibliothek verzeichnet diese Publikation in der Deutschen Nationalbibliografie; detaillierte bibliografische Daten sind im Internet über http://dnb.d-nb.de abrufbar.
Alle in diesem Buch genannten Marken und Produktnamen unterliegen warenzeichen-, marken- oder patentrechtlichem Schutz bzw. sind Warenzeichen oder eingetragene Warenzeichen der jeweiligen Inhaber. Die Wiedergabe von Marken, Produktnamen, Gebrauchsnamen, Handelsnamen, Warenbezeichnungen u.s.w. in diesem Werk berechtigt auch ohne besondere Kennzeichnung nicht zu der Annahme, dass solche Namen im Sinne der Warenzeichen- und Markenschutzgesetzgebung als frei zu betrachten wären und daher von jedermann benutzt werden dürften.

Information bibliographique publiée par la Deutsche Nationalbibliothek: La Deutsche Nationalbibliothek inscrit cette publication à la Deutsche Nationalbibliografie; des données bibliographiques détaillées sont disponibles sur internet à l'adresse http://dnb.d-nb.de.
Toutes marques et noms de produits mentionnés dans ce livre demeurent sous la protection des marques, des marques déposées et des brevets, et sont des marques ou des marques déposées de leurs détenteurs respectifs. L'utilisation des marques, noms de produits, noms communs, noms commerciaux, descriptions de produits, etc, même sans qu'ils soient mentionnés de façon particulière dans ce livre ne signifie en aucune façon que ces noms peuvent être utilisés sans restriction à l'égard de la législation pour la protection des marques et des marques déposées et pourraient donc être utilisés par quiconque.

Coverbild / Photo de couverture: www.ingimage.com

Verlag / Editeur:
Presses Académiques Francophones
ist ein Imprint der / est une marque déposée de
OmniScriptum GmbH & Co. KG
Heinrich-Böcking-Str. 6-8, 66121 Saarbrücken, Deutschland / Allemagne
Email: info@presses-academiques.com

Herstellung: siehe letzte Seite /
Impression: voir la dernière page
ISBN: 978-3-8416-2439-0

À PROPOS
DE LA NOTION DE CONTINUITÉ DU TEMPS
CHEZ L'ENFANT PSYCHOTIQUE

À PROPOS
DE LA NOTION DE CONTINUITÉ DU TEMPS
CHEZ L'ENFANT PSYCHOTIQUE

INTRODUCTION

Le temps, dont on dit qu'il passe
alors qu'il s'assoit et reste là
à vous regarder passer !

Jacques Prévert

« Si un aigle venait chaque jour effleurer de son aile une immense sphère d'ivoire, alors, lorsque la sphère serait complètement érodée, c'est que se serait écoulée la première seconde de l'éternité. »

Cette métaphore a marqué notre enfance et peut-être fait naître un intérêt, qui s'est développé ensuite, pour la question du temps.

L'opposition de l'instant et de l'éternité a en effet fondé la réflexion philosophique sur la nature du temps, et le rapport au temps qui constitue l'une des principales modalités de notre relation au monde, a fait l'objet de multiples interrogations de la part des philosophes d'abord, puis des psychiatres.

La pratique clinique de la psychiatrie nous a conduit à un travail personnel au cours duquel nous avons constaté un lien entre la « perception du temps » et l'anxiété.

La perception du temps serait un sentiment subjectif, une sensation de l'écoulement du temps, indépendants de la connaissance objective des repères temporels. Une altération de cette perception, et plus précisément une altération de la perception de la continuité du temps, nous a semblé être à l'origine d'une peur sans objet, d'une angoisse de l'avenir.

Nous avons alors constaté la présence de signes évocateurs de cette discontinuité du temps chez plusieurs enfants psychotiques. Ces enfants présentaient en effet une instabilité, une incapacité à rester immobile mais aussi à investir les relations et les émotions qui nous est apparue comme une possible fuite du temps.

Nous avons alors tenté, par le travail qui va suivre, d'étudier les modalités de la perception du temps chez l'enfant.

Nous allons d'abord présenter le développement normal de la notion de temps chez l'enfant, à travers deux types d'approche différents.

La première, issue des travaux de la psychologie expérimentale de Piaget, Montangero puis d'Henri Wallon, est une approche psychopédagogique. Elle met en relation le développement de la notion des repères temporels avec le développement des capacités de penser de l'enfant.

Nous verrons comment la perception du temps se fait d'abord à travers le mouvement et les sensations, puis comment l'enfant intègre peu à peu le monde extérieur pour construire une estimation du temps ancrée dans la réalité, plus précise, et qui aboutit enfin à la perception d'un temps homogène et stable avec la notion de succession.

La seconde approche, issue des neurosciences cognitives, étudie le lien entre la représentation du temps et le traitement de l'information « temps ». Elle s'appuie sur l'analyse d'études portant sur la capacité de l'enfant à estimer et à produire des durées, ainsi que sur des données neurophysiologiques et neuroanatomiques.

Nous évoquerons ensuite les différentes théories psychopathologiques concernant la notion de temps et en particulier les conceptions psychodynamiques et phénoménologiques sur la perception du temps.

Nous aborderons ainsi la notion de « temps vécu » et l'expérience du temps chez les patients schizophrènes.

Puis nous essaierons de montrer qu'il existe un lien entre le développement de la notion de temps et le développement de la perception de soi, ou encore entre le temps et la subjectivité. Nous faisons l'hypothèse que ce lien est présent dès le début de la vie du nourrisson car le temps, à travers le rythme et l'attente, joue un rôle dans l'émergence de la pensée de l'enfant. Il permet aussi, grâce à l'acquisition de la notion de permanence, d'élaborer la séparation.

Puis la mise en récit des expériences de l'enfant, leur « historicisation » par l'intégration de ses évènements de vie dans un temps linéaire, permet à l'enfant de faire l'expérience de la continuité du temps et de sa propre continuité.

Nous verrons ensuite comment le développement de la notion de temps est lié à l'altérité et comment l'apparition de la notion de continuité du temps permet l'accès à la relation à l'autre.

Enfin, nous étudierons les aspects cliniques de la notion de continuité du temps chez l'enfant psychotique.

Nous présenterons alors la nature des troubles de la perception du temps chez l'enfant psychotique, et tenterons de préciser les caractéristiques du temps vécu par ces enfants.

Nous précisons ici que nous avons choisi de nous appuyer sur des travaux portant sur le cadre large des psychoses infantiles, incluant l'enfant psychotique mais aussi l'enfant autiste.

En effet, il nous semble qu'il existe une similitude dans la nature des troubles présentés dans les deux cas, si ce n'est une continuité. En outre, et bien que ces deux pathologies soient différentes, elles appartiennent toujours, dans la classification internationale en vigueur – le DSM IV, au groupe nosographique des « troubles envahissants du développement ».

Les recherches actuelles concernant une éventuelle étiologie organique de l'autisme aboutiront peut-être à une scission complète, cependant il nous semble toujours pertinent de rapprocher troubles psychotiques et troubles autistiques.

Nous nous appuierons ensuite essentiellement sur le cas d'un enfant que nous appellerons Jacques ; il s'agit d'un enfant de 8 ans suivi en hôpital de jour pour une dysharmonie psychotique, et dont l'histoire clinique illustre le lien entre l'expérience de la continuité du temps d'une part, et de la continuité de soi ainsi que des relations aux autres d'autre part. Nous évoquerons aussi plus rapidement deux vignettes cliniques.

LE DÉVELOPPEMENT DE LA NOTION DE TEMPS
CHEZ L'ENFANT

Vous n'avez pas fini de m'empoisonner avec vos histoires de temps ?
C'est insensé ! Quand ! Quand !

Samuel Beckett, *En attendant Godot*

I. LE DÉVELOPPEMENT DE LA NOTION DE TEMPS CHEZ L'ENFANT

J'aime bien les couchers de soleil.
Allons voir un coucher de soleil...
Mais il faut attendre...
Attendre quoi ? Attendre que le soleil se couche.

Antoine de Saint-Exupéry, *Le Petit Prince*

Les travaux portant sur la notion de temps chez l'enfant sont relativement peu nombreux et leurs auteurs ont surtout étudié la capacité à estimer les durées. Bien que cette perspective particulière du temps ne soit pas exactement celle qui nous intéresse, il nous a semblé utile d'aborder ces recherches afin d'apporter quelques données de base sur un domaine encore peu exploré, en pédopsychiatrie, de la clinique de l'enfant.

La perception du temps nécessite la mise en place de différentes modalités du fonctionnement cérébral et l'intervention de propriétés physiologiques

5

sensorielles et motrices, ainsi que l'intégration de rythmes, l'estimation des durées ou l'existence d'une sériation temporelle. De ce fait elle se construit peu à peu avec le développement de la pensée de l'enfant.

A. APPROCHE PSYCHOPÉDAGOGIQUE

1) La perception du temps à travers le mouvement et l'expérience corporelle

L'un des premiers questionnements sur la nature du temps apparaît chez Aristote pour qui le temps est d'abord *« un mouvement et un changement »*. Il considère ainsi que le temps se perçoit à travers la rapidité du changement d'état d'une chose, dont témoigne son mouvement. Un grand mouvement reflèterait la rapidité et un temps bref, tandis qu'un mouvement restreint reflèterait la lenteur et un temps long.

Puis Aristote précise sa pensée et affirme que nous percevons le temps à travers la succession présente dans le mouvement, c'est-à-dire à travers le *« nombre d'un mouvement »*. Le temps mesure donc le mouvement qui permet la perception de la succession, de l'avant et de l'après.

Nous retrouvons ensuite ce lien entre le temps et le mouvement chez Piaget. En effet, dans *« Le développement de la notion de temps chez l'enfant »* (1946), Jean Piaget étudie la structuration temporelle de l'enfant en choisissant de *« situer le développement de l'idée de temps dans le contexte cinématique en dehors duquel cette notion n'a pas de signification »*.

Il fait l'hypothèse que l'acquisition de la notion de temps ne relève pas seulement de l'information perceptuelle mais nécessite un traitement logique.

Ou encore que la perception du temps se définit comme l'« *élaboration symbolique de différences dans des données perceptives, intégrées à des schèmes qui leur donnent une signification temporelle* » (Piaget, 1966, in Célérier, 2003). Cette élaboration nécessite une démarche logique qu'il nomme « *pensée opératoire* ». Il considère de ce fait que les enfants ne peuvent pas estimer correctement le temps avant d'être capable d'intégrer une élaboration symbolique dans une suite logique, c'est-à-dire avant d'avoir acquis cette pensée opératoire.

Une estimation correcte du temps ne serait donc possible, selon Piaget, que vers l'âge de 8 ans et l'acquisition de la notion de temps se ferait progressivement, en plusieurs phases, jusqu'à cet âge.

Au cours de la première phase qui se déroule tout au long de la période « *sensori-motrice* » de la naissance à 2 ans, le temps serait perçu par l'enfant à travers ses propres mouvements, il serait une « *simple durée sentie au cours de l'action propre* » (Piaget, 1946). Mais cette « *durée sentie* » serait floue et surtout ne serait pas reliée au temps extérieur.

En effet, la compréhension au cours de la période sensori-motrice serait une compréhension qui ne passe pas par la pensée ou par la représentation. Elle serait pratique et non symbolique, et met en jeu la perception ou le mouvement. C'est à ce moment là, par exemple, que l'enfant joue à retrouver un objet caché en soulevant le drap qui le couvre.

Piaget considère que la perception du temps évolue ensuite avec l'accès à la pensée symbolique ou pré-opératoire.

Cette pensée est égocentrique et intuitive, c'est-à-dire que l'enfant confond son monde intérieur avec le monde extérieur qu'il appréhende de manière intuitive. Par exemple, l'enfant croie qu'une pêche et une prune sont semblables parce qu'elles sont rondes, ou encore qu'un kilo de plume est plus léger qu'un kilo de plomb.

La pensée pré-opératoire possède ainsi quatre grandes caractéristiques.

Le finalisme, ou la définition d'une action par son résultat. L'artificialisme, c'est-à-dire la croyance que toute chose a été créée par l'homme – par exemple, les montagnes poussent parce qu'on a planté un caillou –. On retrouve aussi un raisonnement animiste qui attribue aux choses des intentions – Maman, les petits bateaux qui vont sur l'eau ont-ils des jambes ? –. Enfin, l'enfant a un raisonnement réaliste et attribue une réalité matérielle, concrète à son contenu psychique. Par exemple, il pense que les rêves sont des images qui sortent de la tête la nuit pour se poser sur l'oreiller.

Au début de cette période, au cours de la deuxième année, l'enfant accède à la représentation symbolique des choses, c'est-à-dire qu'il peut se représenter une chose absente par son évocation au moyen de dessins, de jeux symboliques, mais aussi du langage ou de l'imitation.

C'est pourquoi tout au long de la période pré-opératoire, c'est-à-dire entre 2 et 7 ans environ, la perception du temps, bien que plus précise qu'au cours de la période sensori-motrice, reste liée au mouvement et aux sensations. Ainsi, le temps ne serait pas autre chose que « *la coordination des mouvements* » dont « *l'ordre temporel se confond avec celui des déplacements* ».

L'influence des sensations conduit elle aussi à une estimation du temps erronée : « *psychologiquement le temps dépend de la vitesse ou encore des mouvements avec leur vitesse* » (Piaget, 1946).

Sur un plan clinique cela signifie par exemple que si, pendant le même temps, un train A parcourt une distance x à une vitesse v, et qu'un train B parcourt une distance 2x à une vitesse 2v, l'enfant dira que le train B a roulé plus longtemps ou a mis plus de temps que le train A car il a roulé plus vite et plus loin. L'enfant assimile « plus vite » à « plus longtemps », et « plus de distance » à « plus de temps ». Cette confusion serait présente pour Piaget jusqu'à l'âge de 7 ans.

On retrouve également chez un auteur comme Montangero la notion de confusion des ordres temporels et des durées. En effet, Montangero suppose que dès l'âge de 2-3 ans la notion de temps existe, comme en témoigne l'usage de mots tels qu' « avant », « après » ou « longtemps », mais il considère qu'un raisonnement concernant l'estimation des durées, n'apparaît que vers l'âge de 6 ou 7 ans.

Ainsi, selon lui, l'enfant avant 6 ans évalue les durées en fonction des ordres de succession. Il confond *« la durée relative et les ordres temporels* [de la fin des évènements]*»* (Montangero, 1977). Il n'a pas véritablement la notion d'intervalle de temps, de durée. Un évènement se terminant après un autre sera jugé plus long même s'il a commencé après. Montangero ajoute même : *« La durée se réduit donc à un « dépassement » ou décalage temporel »* (1981).

La conception du philosophe et neuropsychiatre français Henri Wallon est assez différente. En effet, dans *Les origines de la pensée chez l'enfant*, Wallon s'est intéressé aussi à la détermination des notions de temps :

« La manière dont le temps s'offre à l'enfant, sollicité de se représenter la perspective des choses, les rapports des évènements ou des existences, n'est qu'un problème parmi beaucoup d'autres, mais qui montre à quels premiers efforts il doit se livrer pour adapter les notions courantes de temps à son expérience personnelle, pour organiser celle-ci à l'aide de celles- là. » (Wallon, 1963).

Contrairement à Piaget, il évoque le lien étroit entre le subjectif et l'objectif dans la construction de ce qu'il nomme « l'horizon temporel » de l'enfant. En effet, il considère que le problème du temps se superpose avec celui des origines. A la naissance de la pensée *« l'être et le temps n'étaient pas différenciés »*.

La notion de temps n'est pas *« une intuition originelle, unique et totale d'emblée »*. Elle est affective, liée à l'insatisfaction. La confrontation de l'enfant et du temps se fait par « *des impatiences, qui sont fonctions d'un besoin, d'une souffrance, d'un désir, d'une attente, c'est-à-dire vers des objets ou des évènements* ».

A la suite de Wallon, Philippe Malrieu considère également que le temps se construit, il est pour lui, à la fois « *un instrument et une œuvre* » (Malrieu in Laterrasse, Lescarret, 1994).

Des études récentes montrent également l'existence d'une estimation du temps adéquate chez des enfants jeunes, âgés de 3 ans, dont la connaissance de la notion de temps est encore très restreinte, et liée aux sensations.

Ainsi, dans une étude sur l'estimation des durées chez des enfants de 3 et 5 ans ½, S. Droit-Volet montre que dès 3 ans l'enfant est capable d'estimer le temps.

S. Droit-Volet met elle aussi en évidence le rôle de l'expérience corporelle dans la perception du temps. En effet il est intéressant de noter que la mise en œuvre de sensations cénesthésiques au moyen d'une consigne « appuyer plus fort » conduit l'enfant à expérimenter le temps à travers sa propre action et améliore son évaluation du temps (Droit-Volet, 1998).

Ce rôle des sensations peut expliquer aussi que la justesse de l'estimation du temps par l'enfant se retrouve davantage pour l'évaluation de durées d'actions ou d'évènements, nommées « *durées pleines* », que pour celle d'intervalle temporel ou « *durée vide* » (Droit, 1994).

Droit-Volet montre ainsi que l'enfant de 3 ans a du mal à estimer ce qui se passe en dehors de lui. Sa notion du temps émerge par l'expérience corporelle de la continuité de l'action, autrement dit, « *pour pouvoir porter une évaluation temporelle précise, l'enfant doit être forcé, à travers ses propres actions, à faire l'expérience de la durée.* » (Droit-Volet, 2000).

On pense ici à Bergson pour qui « *il n'est pas douteux que le temps ne se confonde avec la continuité de notre vie intérieure* » (Bergson, 1968).

C'est pourquoi chez un enfant de 3 ans qui ne perçoit pas encore cette continuité intérieure, le temps ne serait pas unique et homogène. Il serait en fait spécifique à chaque expérience de l'enfant. Il ne serait pas une entité abstraite mais correspondrait à un « *temps éclaté* » (Droit-Volet, 2000).

Tous ces auteurs, en s'intéressant à la question du temps, ont étudié la capacité de l'enfant à estimer les durées dont on a vu qu'elle n'apparaissait que tardivement. Cependant nous savons maintenant que dès les premières semaines de vie, le nourrisson serait capable, non pas d'apprécier les durées, mais d'identifier des séquences temporelles précises ou des rythmes simples.

Ainsi Daniel N. Stern, dans ses nombreux travaux sur les nourrissons, montre que l'enfant est capable très tôt de reconnaître certains rythmes. Il peut repérer un battement régulier auquel il réagit comme à un stimulus : il se tourne vers la source sonore, son rythme cardiaque ralentit, puis il s'habitue et reprend son activité première. Une modification de la fréquence du battement est alors perçue comme un nouveau stimulus et entraîne à nouveau une réaction.

De la même manière on sait qu'un nourrisson exposé régulièrement in utero à une même mélodie ou à une même voix sera capable de reconnaître cette mélodie ou cette voix après sa naissance.

La nouveauté des expériences de Stern a consisté, entre autres, à montrer que le bébé n'avait pas besoin de mots ou de représentations symboliques pour reconnaître une fréquence sonore, un rythme, ou une voix : « *Le nourrisson est muni très tôt d'un moyen de représenter les formes, y compris les formes temporelles dans un schéma supramodal, de manière à ce que n'importe quelle expérience de toucher, vision, ou mouvement, mettant en jeu une forme temporelle, puisse avoir une correspondance sonore. (...) Le bébé arrive déjà prêt à utiliser, même à un niveau primitif, le temps et les formes.* » (Stern, 1998).

Le temps comme outil fondateur de l'expérience du monde pour le bébé est présent aussi dans son environnement sensoriel. En effet les parents utilisent intuitivement, et de manière universelle, des modulations de la fréquence de leur voix pour parler à leur bébé. Ils exagèrent les intonations mélodiques et surtout ralentissent le temps de leurs phrases. Pour Stern toujours, *« ces modifications semblent être destinées à permettre au bébé d'analyser et de donner du sens à son entourage sensoriel »* (Stern, 1998).

Là encore on voit comme le temps est d'abord perçu à travers l'environnement sensoriel, puis permet l'accès au monde extérieur.

2) L'intégration du monde extérieur

La perception du temps à travers le mouvement est forcément intuitive et subjective puisqu'elle provient d'informations sensorielles non élaborées par la pensée. C'est la confrontation de cette expérience corporelle au monde extérieur qui permet à l'enfant d'ajuster sa perception à la réalité. En effet, *« le monde des choses fournit à l'enfant des objets favorables à l'expérience de sécurité et de stabilité et aussi de la continuité indispensable à l'instauration d'une identité personnelle. »* (Zuili, 2003).

Dans la conception de Piaget, les « opérations intellectuelles » se mettent en place grâce à trois mécanismes. L'adaptation, perpétuel équilibre entre l'organisme et le milieu extérieur ; l'assimilation, incorporation ou intégration d'éléments nouveaux (par exemple la neige c'est froid) ; et enfin l'accommodation qui consiste en la modification du comportement en fonction du milieu extérieur (par exemple, lorsqu'il neige on met un manteau) (Ferrari, Epelbaum, 1993).

Cette confrontation de l'enfant au monde extérieur se produit vers l'âge de 6-7 ans, lorsque l'enfant sort de la période pré-opératoire et quitte sa position égocentrique associée aux affirmations intuitives.

Grâce à l'évocation des gens ou des choses qui peuvent être absents ou présents, la notion d'avant/après apparaît : par exemple, le départ du père pour son travail le matin marque ce moment et sert de repère pour les autres activités de la journée.

L'enfant établit alors des corrélations entre ce qu'il ressent et le monde extérieur. Il se situe dans un temps représentatif le contenant, lui et le monde. Des repères apparaissent, permettant la *« construction progressive et conjointe du Moi et de l'objet »* (Golse, 1985). L'enfant acquiert la notion de permanence de l'objet et c'est la perception construite du monde extérieur, dans l'espace et dans le temps qui le structure en tant que sujet. La naissance de la subjectivité de l'enfant lui permet de se *« décentrer »*, de quitter sa position égocentrique, et d'englober le monde extérieur et ses variations.

Pour Wallon, le temps extérieur intervient dans l'acquisition de la notion de durée. En effet, pour appréhender la notion de durée l'enfant doit concilier son temps personnel avec ce qu'il imagine être le temps extérieur d'autant qu'il ne peut pas utiliser le nombre pour décomposer et évaluer les durées.

La *« durée objective et la durée subjective restent brouillées, ..., parce que les distinctions de temps sont encore trop floues pour lui imposer des limites »*. Il est encore très difficile pour l'enfant de concilier ce qu'il ressent et apprend – son temps personnel – avec *« ce qu'il est bien obligé d'imaginer comme n'étant pas lui-même »* (Wallon, 1963).

L'enfant a un sentiment d'immanence qui lui donne l'illusion de son antériorité absolue. Et comme il ne peut pas s'imaginer n'existant pas, il ne peut pas intégrer les autres dans une durée commune.

C'est pourtant l'existence des autres qui l'aidera à transférer sa propre durée à la *« durée sans commencement »* de l'ensemble du monde.

Il opère alors un renversement entre le temps subjectif et le temps objectif, il devient capable de se situer dans ce qui n'est pas lui-même. C'est à ce moment là par exemple qu'il peut se classer dans la fratrie, se percevoir dans sa singularité et comme appartenant à un ensemble qu'il connaît et repère.

« Loin de transférer sur le monde extérieur la notion de son moi, c'est d'abord à propos des choses et particulièrement des plantes qu'il comprend qu'un objet peut grandir en restant le même. » (Wallon, 1963).

On voit bien là comment l'intégration du monde extérieur permet à l'enfant de se construire.

Toujours concernant la notion de durée, de nombreuses études ont été réalisées par S. Droit-Volet. Selon elle l'apprentissage d'une durée d'attente à l'aide d'une *« horloge externe »* ne serait possible qu'à partir de l'âge 6 ans seulement (Droit, Pouthas, Jacquet, 1991). Comme s'il s'agissait, pour les enfants plus jeunes, d'un problème de structuration cognitive de la reconnaissance des informations temporelles. Plusieurs études attestent de cette influence de la connaissance de la notion de temps sur l'estimation du temps.

3) La notion de succession et l'existence d'un temps homogène

Pour Piaget la capacité de jugement du temps est donc subordonnée au développement cognitif des capacités de coordination et de décentration, c'est pourquoi l'acquisition de la notion de temps homogène des *« séries objectives »* (Piaget, 1946) nécessite l'accès au stade opératoire (vers l'âge de 7 ans). L'enfant peut alors effectuer des opérations de classification et de sériation, et par exemple classer des évènements en fonction de leur ancienneté.

Cette approche a pourtant quelques limites. En effet Piaget étudie l'aspect cognitif de l'acquisition et de la représentation de la notion de temps sans tenir

14

compte ni du développement affectif de l'enfant, ni du rôle d'autrui dans sa structuration de sujet.

Il se place dans une perspective intellectualiste où la « représentation » ne correspond ni à l'investissement affectif ni à la perception d'autrui.

Le rôle de l'investissement affectif est, comme nous l'avons vu, mieux pris en compte dans l'œuvre de Wallon.

En effet, l'enfant confond la causalité et le temps à travers l'attente de ce qui doit suivre et *« l'indivisibilité entre une circonstance et une conséquence peut être renforcée par le désir ou la crainte, qui ne sont d'ailleurs jamais complètement absents de l'attente. Malgré cette charge affective et en partie peut-être à cause d'elle, ce bloc temps-cause garde une grande contingence.»* (Wallon, 1963).

Wallon considère que l'aspect affectif est un des éléments essentiels du temps. Ainsi, après la durée l'enfant doit acquérir la notion de succession, « avant », « après », « maintenant », ce qui implique une homogénéité du temps. *« Le temps a pour composantes indissolublement complémentaires le fait subjectif et l'ordre de succession. »*

Cependant l'apparition de la notion de succession dans le langage ne se fait pas immédiatement. Le vocabulaire lié au temps n'est pas une expression intuitive, la représentation du temps doit être construite. C'est pourquoi chez les jeunes enfants la terminologie temporelle est très floue. Par exemple, *« le « toujours » reste un « toujours » qualitatif qui peut se contredire selon l'objet auquel il est appliqué »* (Wallon, 1963).

Nous citerons ici l'exemple donné par Wallon questionnant un enfant de 6 ans ½ :

« Il y a toujours eu des hommes ? – Oui – Et ton papa a toujours existé ? – Oui – Comment le sais –tu ? ...Il n'a pas été petit enfant ? – Si, comme moi. – Il a toujours existé avant d'être tout petit ?– Non. – Alors qu'est-ce qu'il y avait

avant lui ? – Maman. *– Et avant eux il y avait quelqu'un qui existait ? –* Oui, leur papa et leur maman. *– Et encore avant, il y avait quelqu'un ? –* Non, je ne sais pas. »

L'enfant confond l'impression qu'une chose existe durablement avec l'impression que cette chose a toujours existé.

On notera le début synchrone des questions relatives au temps et à la causalité, ou des « quand ? » et des « pourquoi ? ».

Pour conclure, on peut considérer avec Montangero que l'enfant perçoit la durée comme un intervalle borné qu'il ne peut estimer avec précision que lorsque la notion d'intervalle temporel est acquise, c'est à dire vers l'âge de 7 ans, lorsque les sériations sont possibles et avec elles le *« temps-succession »* (Montangero, 1981).

4) Repères cliniques

Voici enfin quelques repères cliniques sur la notion de temps. Nous précisons que ces repères indicatifs nécessitent d'une part l'intégration de la localisation dans le temps mais aussi la connaissance des termes temporels adaptés. Ils sont de ce fait plus informatifs sur la chronologie des acquisitions que pour l'évaluation d'un éventuel retard.

• De 2 à 3 ans : l'enfant connaît les notions de « maintenant » et « bientôt » ; « hier » qu'il utilise au sens de « c'est passé » ; « tout à l'heure » et « demain » au sens d'avenir proche et lointain ; il connaît aussi « vite », et « doucement » qu'il utilise au sens de lentement.

Le champ du passé remonte de quelques mois à un an.

- À 4 ans : l'enfant différencie la nuit et le jour et se repère par rapport au moment de la journée, il peut se situer par rapport à un autre : « je suis plus grand », ce qui signifie pour lui plus âgé ; il est capable de raconter ses expériences de manière autobiographique (Stern, 2003).

- A 5 ans : l'utilisation adéquate des adverbes « hier » et « demain » est possible, l'enfant identifie et connaît les saisons.

- Les jours de la semaine sont connus à 6 ans, le mois à 7 ans, l'année à 8 ans ainsi que l'heure sur une horloge, et le jour du mois vers 9 ans (Godard, Labelle, 2002).

Vers l'âge de 10 ans l'enfant commence à avoir conscience d'un passé antérieur à son existence.

B. APPROCHE COGNITIVE

Il joue à bousculer les roses,
Le temps tu' le temps comme il peut

George Brassens, *Saturne*

Les études cognitives sur le temps ont pour but d'étudier les processus cognitifs qui sous-tendent la représentation mentale du temps. Elles ont donc toutes pour objet l'aspect «objectif» du temps, c'est-à-dire l'estimation des durées, des intervalles de temps.

Le caractère objectif, mais aussi mesurable et reproductible permet d'analyser les perturbations de cette évaluation du temps dans différentes pathologies. Mais il permet aussi, et c'est peut-être là que les théories cognitives sont le plus utiles, de préciser les bases neurophysiologiques du traitement de l'information temporelle.

1) Le lien entre la représentation du temps et le traitement de l'information « temps »

La représentation mentale du temps est sous-tendue par des processus cognitifs que nous évoquerons brièvement en nous appuyant sur les travaux de Bonnot et Georgieff. Les mécanismes principaux font appel à des processus attentionnels et mnésiques, en référence aux théories attentionnelle et mnésique réunies dans la théorie consensuelle que nous allons présenter brièvement.

En ce qui concerne la théorie attentionnelle, il existerait une fonction cognitive, ou *« processeur temporel »*, dédiée à l'estimation des durées, et liée aux capacités attentionnelles du sujet. Celles-ci étant limitées, l'information doit être traitée de manière séquentielle. Ce partage de l'attention implique un accroissement du temps de traitement de l'information selon la quantité d'information à traiter.

Le stockage des *« Unités Subjectives de Temps »* serait donc diminué par l'effet *« double tâche »* (Bonnot, Georgieff, 2000), c'est-à-dire que l'estimation d'une durée serait sous-estimée si le sujet effectue deux tâches en même temps.

La théorie mnésique repose, elle, sur la notion de *« taille de mémoire »*. Toute tâche effectuée serait stockée en mémoire et prendrait une certaine place. Plus cette place est grande, plus la durée estimée serait longue (Ornstein, 1969, in Bonnot, Georgieff, 2000). Il semble en outre que la place de la tâche soit déterminée par l'aspect quantitatif des processus cognitifs mis en œuvre, mais aussi par leur aspect qualitatif. Ce serait en fait la *« segmentation »* de la trace mnésique des évènements qui permettrait l'estimation de la durée.

La théorie consensuelle semble désormais acceptée par la majorité des auteurs, de même que l'influence du modèle expérimental choisi dans l'évaluation de la durée, influence initialement décrite par Hicks en 1976.

En effet, selon que l'on choisit un modèle prospectif où le sujet sait avant le début de l'expérience que l'on va lui demander d'évaluer une durée, ou bien un modèle rétrospectif où le sujet ne sait pas, la « méthode » d'évaluation de la durée par le sujet ne sera pas la même.

Dans le modèle prospectif, le sujet va mettre en œuvre ses capacités d'attention et faire fonctionner un « *processeur temporel cognitif* » afin de stocker des unités de temps permettant l'évaluation de la durée.

Dans le modèle rétrospectif, le sujet ne sachant pas qu'il doit « activer » un processeur temporel se servira de sa mémoire pour comparer la durée de la tâche proposée avec celle de tâches antérieures et similaires dont il connaît la durée. Par exemple, chaque conducteur de véhicule a en mémoire une durée « normale » pour qu'un feu de signalement reste au rouge. Lorsque le feu lui semble long, c'est que le conducteur compare la durée de ce feu-ci avec la durée « normale » mémorisée.

L'approche cognitive a tenté d'établir un lien entre schizophrénie et temporalité. La dissociation schizophrénique serait liée à la désorganisation de l'action avec un « *trouble de l'ajustement de l'action à la situation* » (Bonnot, Georgieff, 2000).

Cet ajustement nécessite l'anticipation et l'évaluation de la durée de l'action avant qu'elle ait lieu, ce qui implique le « *processeur temporel* » et les ressources attentionnelles du sujet.

Une étude réalisée chez des patients schizophrènes (Bonnot, Georgieff, Dalery, 2000) a montré une perception du temps très différente selon que la symptomatologie dominante était « *positive* » ou « *négative* ». Mais il existe deux caractéristiques communes à tous les patients : que la symptomatologie soit productive ou bien déficitaire, les patients ont tous globalement sous-estimé la durée de leur hospitalisation. Concernant un aspect plus qualitatif du temps, ils ont exprimé que depuis leur entrée à l'hôpital « *le temps ne paraissait plus continu* ». Il est intéressant de noter qu'on trouvait déjà cette formulation chez Minkowski citant un de ses patients : « *Je n'ai plus la sensation de continuité* [du temps] » (Minkowski, 1968).

Il semble qu'il y ait chez les patients schizophrènes une altération du « *processeur temporel* » entraînant une sous-estimation des durées liées à l'histoire du sujet, et une surestimation des durées en rapport indirect avec cette histoire.

La perte de la continuité du temps n'est pas explorée davantage et c'est à elle que nous nous intéresserons un peu plus loin.

D'une manière plus générale, les patients schizophrènes auraient un trouble de la représentation du contexte. Plusieurs études citées par Bonnot et Georgieff supposent ainsi l'existence d'un trouble de la mémoire contextuelle qui permet de définir le « *où, quand et la possibilité de distinguer deux évènements* » (Bonnot, Georgieff, 2000).

Selon une expérience sur les effets de récence au moyen de présentation de cartes à jouer, il semble par exemple que les patients schizophrènes se rappellent qu'un évènement s'est produit mais ne puissent pas se rappeler quand. Cette expérience tendrait à prouver que la schizophrénie est associée à un déficit de la mémoire du contexte temporel (Rizzo et al., 1996).

Les études récentes réalisées sur le temps chez l'enfant ont pour objet l'estimation du temps. Par exemple, une équipe américaine de l'Arkansas a recherché une corrélation entre, d'une part, la capacité à estimer le temps et, d'autre part, l'âge, le sexe et l'intelligence, dans une large cohorte de 720 enfants âgés de 5 à 13 ans. La tâche consiste à produire une durée d'au moins 10 secondes mais inférieure à 14 secondes. Les résultats, attendus, montrent un accroissement global de la capacité à estimer le temps avec l'âge et le QI mais pas de différence significative concernant le sexe. Ce qui est plus intéressant est que l'exactitude dans l'estimation de la durée, acquise à partir de 6 ans, reste stable avec l'âge tandis que la variabilité des réponses diminue(Chelonis, 2004).

En ce qui concerne les aspects développementaux plus spécifiques de l'estimation du temps chez l'enfant, de nombreuses études montrent un lien entre l'attention et l'estimation du temps. Ce rôle de l'attention explique pourquoi la plupart des études portent sur les enfants atteints d'un trouble hyperactivité / déficit de l'attention. Or, on peut supposer que les déficits de la perception du temps décrits chez ces enfants existent chez tous les sujets présentant des symptômes appartenant au spectre du trouble hyperactivité / déficit de l'attention, sans restriction à ce diagnostic. C'est pourquoi il nous a semblé pertinent de rapporter certaines de ces études, du fait de la fréquence des symptômes d'hyperactivité ou de déficit de l'attention chez les enfants psychotiques.

Par exemple, une étude américaine parue en 2001 retrouvait chez des enfants et des adolescents présentant un trouble hyperactivité / déficit de l'attention (THADA) un déficit de la production de durées attribué à un déficit des fonctions exécutives.
En revanche les auteurs mettaient en cause l'existence d'une altération de la mémoire de travail chez les sujets présentant un THADA (Barkley et al., 2001).

Cependant une étude de 2002 explorant la perception du temps chez des enfants hyperactifs a montré qu'ils présentaient non seulement un déficit de la production des durées mais aussi un déficit de la perception du temps entraînant un déficit de l'estimation des durées.
Les auteurs considèrent que ces déficits seraient respectivement impliqués dans l'impulsivité et l'attention d'une part, dans la planification de l'action d'autre part (Smith et al., 2002).

Une autre étude, canadienne, parue en 2003, et portant sur un groupe de 50 enfants présentant un trouble hyperactivité / déficit de l'attention, met elle aussi en évidence un déficit de l'estimation des durées associé à un déficit de la production des durées.

Ce déficit serait lié à une altération des processus fondamentaux de perception du temps, et notamment à un trouble de l' « horloge interne » et de la mémoire de travail.

Les auteurs concluent à un rôle jusque là contesté d'un déficit des processus cognitifs de perception dans le THADA, et en particulier à l'influence du déficit de perception du temps (Toplak et al., 2003).

Au total ces études mettent en évidence chez les sujets présentant un THADA un déficit de la production de durées plus ou moins associé à un déficit de la perception des durées.

2) Éléments de neurophysiologie

Les processus cognitifs reposent bien évidemment sur une base neuroanatomique et neurophysiologique.

Dans un article de référence sur la neuropharmacologie de l'estimation et de la perception du temps, Warren Meck présente un modèle physiologique de discrimination des durées. Il suppose l'existence d'une horloge interne utilisée pour l'enregistrement de sensations (*current sensory input*), et d'un processus mnésique utilisé pour la représentation de durées d'évènements.

Sur le plan neurobiologique, ces différents niveaux de traitement de l'information temporelle impliquent différentes régions du cerveau dont l'action est modifiée par des neurotransmetteurs.

Le fonctionnement de l'horloge interne, utilisée dans l'évaluation de durées très brèves et impliquée dans les sensations, serait régi par le ganglion basal et la dopamine.

La mémoire temporelle et les mécanismes d'attention seraient, eux, gouvernés par le cortex frontal et l'acétylcholine.

Ces deux systèmes seraient connectés par des boucles frontostriatales (Meck, 1996).

Auparavant Meck avait étudié le rôle de l'hippocampe dans la discrimination des durées et la mémoire des évènements temporels. Il avait montré que la fimbria et le fornix étaient impliqués dans la mémoire de travail temporel mais pas sur le stimulus durée, ni sur la capacité à discriminer des intervalles de temps (Meck et al., 1984).

Une autre étude, japonaise, retrouve également le rôle d'horloge interne du ganglion basal en lien avec la perception du temps tandis que les aires de Broca seraient impliquées dans la discrimination des intervalles de temps (Nose et al., 2001).

L'étude américaine précédemment citée attribue à l'horloge interne un rôle de métronome qui permettrait une estimation exacte des durées. Elle serait efficace à partir de l'âge de 6 ans et relativement stable ensuite. L'amélioration de l'estimation du temps avec l'âge serait donc liée à une diminution dans la variabilité des réponses attribuée à la maturation de la mémoire (Chelonis, 2004).

La plupart des études retrouvent ce rôle prépondérant de la dopamine et des récepteurs D2, ainsi que du système nigro-strié dans les procédures d'estimation et de production du temps (Bonnot, Georgieff, 2000).

Afin de préciser le rôle du néocervelet et du cortex préfrontal dans la perception du temps, une équipe américaine a comparé la discrimination d'intervalles temporels très brefs (400 msec à 4sec) chez des patients atteints de lésions focales du cervelet ou du cortex préfrontal.

Elle montre que le néocervelet est impliqué dans la perception des intervalles très brefs, tandis que le cortex préfrontal est impliqué dans la perception de durées plus longues.

L'hypothèse de cette étude est donc que le néocervelet gouverne un mécanisme central de discrimination temporelle tandis que le cortex préfrontal régit les fonctions d'acquisition, de maintenance, et d'organisation des représentations temporelles dans la mémoire de travail. Ces fonctions serviraient également de pont entre le mécanisme central et le comportement (Mangels et al., 1998).

Cette hypothèse d'une altération de l'horloge interne et de la mémoire de travail est reprise dans l'étude canadienne sur le déficit de perception du temps dans le trouble hyperactivité / déficit de l'attention (Toplak, 2003).

Dans les théories cognitives, la perception du temps serait aussi une fonction adaptative induisant la capacité à prédire et à anticiper des évènements, ainsi qu'à planifier des séquences d'action. Une étude allemande utilisant l'IRM fonctionnelle affirme d'ailleurs que les régions cérébrales impliquées dans la perception du temps et la planification temporelle des mouvements sont les mêmes (Schubotz et al., 2000).

Cela pourrait expliquer qu'il existe un déficit de la perception du temps associé aux troubles de l'anticipation et de la planification de l'action dans la schizophrénie.

Une autre approche, un peu différente mais issue elle aussi des neurosciences cognitives, élabore l'hypothèse selon laquelle il existerait chez les enfants autistes une altération précoce de la vision du mouvement.

Cette altération entraînerait une perturbation dans de nombreux domaines tels que l'attention, la perception, l'imitation ou encore la compréhension et l'expression des émotions et du langage.

Le système visuel du nourrisson, et plus précisément le système magnocellulaire, serait défectueux et lui apporterait des informations partielles et déformées.

En effet le système visuel magnocellulaire est responsable de la perception du mouvement, de la profondeur et de la forme globale des objets, et par conséquent du contexte dans lequel se produit le mouvement. Il est complété par le système visuel parvocellulaire qui analyse les images et donne des informations sur le détail des formes et la couleur.

De ce fait, une altération du fonctionnement du système magnocellulaire produit une dissociation dans la vision de l'enfant. Le mouvement et son environnement sont perçus de manière réduite alors que les objets immobiles et en particulier les détails ont une importance accrue sans qu'il y ait de relation entre eux.

Le nourrisson ne pourrait donc pas se construire une « *représentation cohérente et unifiée du monde, il vit dans un monde morcelé sur lequel il ne peut agir efficacement et interagir correctement* » (Gepner, 2001).

Cette hypothèse pourrait expliquer l'apparente « indifférence » du bébé au monde extérieur, son manque d'anticipation des mouvements de l'autre, sa « raideur » dans le contact physique liée à un manque d'anticipation dans sa propre posture.

On retrouve ailleurs ce lien entre une « défaillance » de la construction du sujet et l'altération de la perception des stimuli extérieurs. Une étude sur l'estimation des durées chez des adolescents délinquants a en effet montré une moins bonne efficience chez les jeunes délinquants, par rapport à un groupe témoin d'adolescents. Les auteurs affirment que ce déficit de la perception du temps reflète un arrêt précoce du développement de l'enfant (Partridge, Fox, 2000).

Bien que la délinquance ne soit pas une pathologie, nous pouvons supposer, avec ces auteurs, qu'elle est en partie liée à une fragilité narcissique associée au trouble de la perception du temps.

Une autre étude récente portant sur 26 enfants présentant un trouble envahissant du développement non spécifié sans retard mental étudie la capacité et la vitesse de reconnaissance des visages. Elle montre que les enfants dont le développement est normal reconnaissent les visages bien plus vite que des figures abstraites. En revanche les enfants présentant un trouble envahissant du développement non spécifié (TED-NS) ont besoin du même temps pour reconnaître des visages ou des figures abstraites. Les auteurs concluent donc que la reconnaissance des visages chez les enfants présentant un TED-NS implique une stratégie qui demande plus d'attention, qui est moins automatique, que dans le groupe contrôle. D'où l'inclusion d'un trouble du développement des représentations mentales dans la catégorie des troubles envahissant du développement (Serra et al., 2003).

APPROCHE PSYCHOPATHOLOGIQUE
DE LA NOTION DE TEMPS

Madame est en retard.

C'est donc qu'elle va venir.

Sacha Guitry

II. APPROCHE PSYCHOPATHOLOGIQUE DE LA NOTION DE TEMPS

Mais où sont les neiges d'antan !

François Villon

A. APPROCHE PSYCHODYNAMIQUE

Nous allons ici présenter plusieurs approches concernant la perception du temps plutôt que l'estimation du temps. Nous avons en effet choisi d'étudier ce que nous éprouvons du temps en considérant avec Jean Ansaldi qu'*« il en est du temps comme de la foi : celle-ci non plus ne se prouve pas ; par contre elle s'éprouve par la trace qu'elle laisse en passant dans une vie »* (Ansaldi, 1999).

1)Temps linéaire, temps cyclique

L'être humain est soumis à un temps linéaire qui du passé au futur le conduit inexorablement à la fin, à la mort. Le temps est irréversible. Il s'apprécie à

27

travers la confrontation de la simultanéité, de la succession et de la durée, ou encore à travers le passé, le présent et le futur.

Ce temps linéaire est apparu grâce à Kronos, juste après la naissance de l'espace. En effet, le mythe grec raconte que les parents de Kronos, Ouranos et Gaïa, le Ciel et la Terre, étaient « collés ». De ce fait, Ouranos ne cessait de féconder Gaïa qui étouffait des nombreux enfants qu'elle portait et qui ne pouvaient sortir d'elle, faute d'espace. Kronos, le plus jeune, délivra alors sa mère en coupant les parties génitales de son père. La douleur provoqua chez Ouranos un mouvement de recul qui le sépara de Gaïa et créa entre eux un espace libre. Dans cet espace les êtres vivants engendrés par la terre purent respirer, se développer, et mourir. Chronos, le temps linéaire, le temps du devenir était né (Klein E, 2003).

C'est un temps objectif, soumis à la flèche du temps. Toute expérience se déploie vers l'avenir et le présent n'y occupe qu'une place infime.

Le temps cyclique est éternel et rassurant, il peut être rapproché de l'espace transitionnel de Winnicott.

L'abandon dans nos sociétés actuelles de la tradition, des rituels, réduit les investissements au temps linéaire et aux satisfactions objectales.

Les sujets présentant des troubles psychiatriques cherchent à échapper à cette absurdité *«…en se constituant un espace psychique transcendant d'infinitude auto-entretenue, dans la cyclicité d'un temps, qui, par son mouvement, se contient face à l'espace de finitude où nous vivons, dans un autre temps, dont la linéarité inexorable, nous limite»* (Mansart, Boisseaux, 1997).

Denys Ribas, dans *Le temps, l'enfant, la mort*, met en perspective ces deux qualités du temps et les deux types d'identification décrits par Melanie Klein.

Le temps cyclique serait le temps de l'identification projective, réversible à l'intérieur de l'espace du self et de l'objet. Le temps linéaire serait celui de l'identification introjective, du deuil de la position mégalomaniaque et de l'accès à la position dépressive. Ce serait le « *temps névrotique, celui de l'espoir de la satisfaction, et du souvenir de l'objet dans l'absence et la perte* » (Ribas, 1994), tandis que le temps cyclique serait le temps de la psychose.

Nous verrons plus loin comme cette hypothèse théorique est tout à fait évocatrice de la clinique de l'enfant psychotique.

On retrouve une autre métaphore de l'opposition entre le temps cyclique et le temps linéaire dans l'œuvre de Lévinas. Il oppose en effet la circularité du voyage d'Ulysse, figure emblématique de la pensée grecque, et la linéarité du voyage d'Abraham, figure emblématique de la pensée juive.

Ulysse à l'issue de son voyage revient à son point de départ ; le voyage n'aura été pour lui qu'un intervalle entre soi et soi, annulant le temps écoulé.

Abraham, au contraire, s'engage dans un voyage sans retour, acceptant la diachronie d'un temps écoulé que l'on ne récupère pas (Dewitte, 2002).

2)Le temps et l'inconscient

La question du temps est effleurée par S. Freud dès 1920, mais il ne la traite pas directement et se limite à de simples allusions. Il semble considérer que le temps n'est pas nécessaire à la pensée et affirme que l'inconscient ignore le temps. Nous verrons plus loin comment il lui confère pourtant une place importante dans la structuration de l'enfant avec le jeu de la bobine ou jeu du « fort-da ».

Pour Freud l'inconscient et la représentation inconsciente sont intemporels – *Zeitlos*, qui signifie perte du temps, hors-temps (Zittoun, 2000) – alors que le passage au Préconscient - Conscient par la nomination de la représentation est temporel.

Ainsi, dans *Au-delà du principe du plaisir* (1920) il écrit : *« Nous savons par exemple que les processus psychiques inconscients sont « intemporels ». Cela veut dire qu'ils ne sont pas disposés dans l'ordre du temps, que le temps ne leur fait subir aucune modification, qu'on ne peut pas leur appliquer la catégorie du temps. (...) Notre représentation abstraite du temps semble plutôt empruntée au mode de travail du système P.C.* [Préconscient], *et correspondre à notre auto-perception. »*

La construction du temps repose sur une base pulsionnelle articulée avec la mise en histoire de la vie du sujet par un moi préconscient. Temps et système perceptif sont liés. Il faut que le Moi reconnaisse le temps externe et soumette les processus psychiques à *« l'épreuve de réalité »*.

Plus tard, avec la deuxième topique, Freud suggèrera un lien entre la pensée et la régulation des processus psychiques dans le temps, entre la pensée et la temporalité. Ces deux fonctions permettant au Moi de se dégager de sa dépendance vis-à-vis du ça, du Surmoi, du monde extérieur.

La perception du temps devient l'expression de l'interaction dynamique du Moi, du Ça, du Surmoi (Colarusso, 1979).

Mais le temps est également lié aux processus de liaison. *« C'est la trame des liaisons préconscientes qui permet au continuum temporel d'exister. »* (Lavallée, 1997).

B. APPROCHE PHÉNOMÉNOLOGIQUE

*Dans le passé, il y avait beaucoup plus
d'avenir que maintenant.*

Le chat

Avant d'évoquer l'apport de la phénoménologie à l'analyse de la perception du temps et à la compréhension de troubles psychopathologiques il nous a semblé important de mettre en perspective la place de la phénoménologie dans notre travail.

Le courant phénoménologique contemporain est marqué, en France, par les travaux d'Arthur Tatossian et nous avons sans doute été sensibles à l'influence de sa pensée à Marseille. Pourtant il nous semble qu'au-delà d'une tradition, la phénoménologie est venue apporter des mots, une réflexion théorique, à une attitude que nous avions adoptée à l'égard des patients et de leurs troubles psychiatriques. Cette attitude définie par Husserl comme le « retour aux choses elles-mêmes » est fondée sur l'intuition et la description de la manière d'être des patients, de leur « monde du vivre » (*Lebenswelt*). Ou encore, pour reprendre les termes de nos maîtres, « *il ne s'agit, rien de plus, rien de moins, que de s'en tenir à l'expérience, (...), ne pas ajouter à l'expérience une théorie prédonnée, même implicite, (...), ne pas enlever ce qui en elle est trop évident, par là habituellement non questionné parce que non problématique* » (Naudin, Pringuey, Azorin, 1998).

La phénoménologie est issue de la philosophie de Husserl mais elle a été rapidement intégrée aux théories psychopathologiques. Dès 1912 Jaspers fut le premier psychiatre à utiliser l'approche phénoménologique pour décrire les vécus psychiques des malades mentaux. Cependant, Tatossian situe « *les*

31

véritables débuts de la phénoménologie psychiatrique dans les années 1920 avec la floraison des premiers travaux de Minkowski, Gebstattel, Straus et Binswanger » (Naudin et al., 1998). Ces travaux présentés en 1922 devant la Société suisse de psychiatrie concernent essentiellement les troubles de la perception du temps dans la mélancolie et mettent en évidence *« un trouble du temps vécu, ralenti, immobile et stagnant ».* Les symptômes psychiatriques seraient alors l'expression de ce trouble du temps vécu.

On voit ici comme il était inévitable que la phénoménologie prenne une place importante dans une réflexion sur la perception du temps.

Il nous paraît enfin utile de souligner que l'étude des phénomènes n'est pas réductible à une unique approche théorique ou à une échelle d'évaluation standardisée et nous nous permettrons de citer à nouveau nos maîtres : *« il n'y a rien à chercher derrière les phénomènes, ni base anatomique, physiologique ou psychologique, ni même une maladie, bref aucun être objectivement préétabli et conceptuellement préformé auquel il faudrait ramener les données de l'expérience. La connaissance des phénomènes n'est plus d'ordre inductif mais intuitif »* (Naudin et al., 1998).

1)La notion de temps vécu

Comme nous l'avons vu, la médecine s'intéresse en général au temps mesurable et nous fait rechercher une désorientation temporelle en interrogeant le patient sur la date ou la durée de son hospitalisation. Cependant cette approche nous semble restrictive et ne tient pas compte de la réalité vivante qui fait qu'un sujet peut être tout à fait orienté dans le temps, connaître les repères temporels, et pourtant avoir un jugement sur l'écoulement du temps erroné.

En effet, il nous semble plus juste de considérer avec JC Marceau que « *l'aspect idéo-affectif ou idéo-émotionnel du trouble s'exprime dans le langage habituel à l'aide d'émotions et d'idées ayant cours dans la vie de tous les jours. (...) C'est au travers de la relation de sympathie* [avec le malade] *que nous pouvons saisir l'aspect spatio-temporel du délire, c'est-à-dire la structure particulière de la vie de ce malade par rapport au temps et à l'espace vécus.* » (Marceau, 2003). En outre, le temps vécu est d'autant plus important que « *le trouble du temps vécu est au centre de la pathologie mentale pour autant que ce trouble est inséparable de la participation au présent ainsi que de la relation à autrui* » (Fouks et al., 1990).

Afin de préciser la notion de temps vécu, nous évoquerons les travaux d'Eugène Minkowski. Celui-ci s'appuie avant toute chose sur la clinique pour étudier la psychopathologie et définit son approche comme « *l'attitude que nous adoptons à l'égard des faits en présence desquels nous sommes placés* ». Loin d'être un savoir appartenant au patient ou à son médecin, « *la connaissance phénoménologique ne vient point, ni du malade ni de nous-mêmes, mais se situe, pour ainsi dire, entre les deux* » (Minkowski, 1948).

Minkowski utilise d'abord des notions présentes chez Bergson pour relier temps et espace sur le plan psychopathologique : « *Les notions bergsoniennes nous faisaient supposer l'existence de deux grands groupes de troubles mentaux : l'un caractérisé par une déficience de l'intuition et du temps vécu et par une hypertrophie concomitante des facteurs d'ordre spatial ; l'autre par un état des choses inverses* » (Minkowski, 1933). Ce point de vue est soutenu entre autres par un article consacré à Minkowski et considérant qu'il est « *implicite que, pour lui* [Minkowski]*, la dialectique spatio-temporelle fait partie des fondements de l'être* » (Allen, Postel, 1995).

Minkowski s'appuie sur la distinction entre le temps vécu et le temps *« assimilé à l'espace »*.

Le temps vécu serait un temps humain par opposition au temps du monde extérieur, temps des montres ou des horloges. La notion de temps vécu ferait écho à une expérience intime et subjective du temps.

Le temps assimilé à l'espace serait le temps mesurable, celui des durées, des intervalles. La prédominance de l'un ou l'autre de ces aspects entraînerait des troubles psychiques spécifiques.

Il faut encore distinguer, comme l'ont fait Straus puis Minkowski et Von Gebstattel, deux formes de temps vécu. Il y a un temps immanent au sujet, éprouvé et conscient (*erlebte Zeit*), et un temps pré-conscient, rythme du déroulement vital, appartenant au devenir, ou temps vital (*gelebte Zeit*).

Le temps immanent – *erlebte Zeit*, serait le temps impliqué dans les troubles névrotiques alors que le temps vital – *gelebte Zeit*, serait en jeu dans les psychoses, comme le formule clairement Tatossian lorsqu'il écrit : *« le temps psychologique et conscient rend compte des névroses car ici le vide du présent est éprouvé par le malade et exprime le conflit de deux conceptions incompatibles de la réalisation de soi, aboutissant à un blocage de la décision existentielle qui seule pourrait en libérer. (...) Le temps en jeu dans les psychoses est tout différent : c'est un temps vital, un temps pathique et non gnosique, (...), il se confond avec le pouvoir-vivre »* (Tatossian, 1979).

Minkowski ignore ensuite délibérément le temps mesurable et s'intéresse au temps vécu et en particulier au temps vital. Il étudie la façon dont les patients se situent par rapport à la flèche du temps, comme autant d'indices de ce que Binswanger nommait leurs « directions de sens » de l'existence. Il définit en effet le temps vécu comme le phénomène du devenir.

Chez le mélancolique, le temps vécu, le temps immanent du sujet est ralenti voire immobile, en décalage avec le temps du monde extérieur.

« *Tout ce qui est* un *par rapport au devenir dure en s'écoulant ou s'écoule tout en durant ; tout ce qui est* deux *par rapport au temps se succède. Inversement, tout ce qui dure en s'écoulant s'affirme comme un par rapport au temps, de même que tout ce qui se succède s'affirme comme deux ou plusieurs.*

Ce « être un » peut concerner aussi bien un contenu quelconque de ma conscience, c'est-à-dire une perception, un sentiment ou tout autre état d'âme, que le moi tout entier (...). Ce qui importe [c'est] *le fait d'*être une unité *par rapport au temps vécu.* » (Minkowski, 1933).

Chez le maniaque en revanche le temps ne se déploie pas, il est réduit à l'instant.

« *L'excité maniaque ne vit que dans le maintenant et c'est au maintenant que se borne son contact avec l'ambiance ; il n'y a plus de présent, comme en général il n'y a plus de trait de déploiement dans le temps* » (Minkowski).

On peut alors faire un parallèle entre les temps du maniaque et du mélancolique, altérés tous deux jusqu'à la disparition. « *La temporalisation maniaque, réduite à une « momentanéisation absolue », ignore toute durée et disparaît comme la temporalisation mélancolique.* » (Tatossian, 1979).

On retrouve cette similitude de l'expérience du temps de patients maniaques et mélancoliques dans une étude allemande récente.

Les patients déprimés ont une expérience subjective du temps ralentie, tandis que pour les patients maniaques le temps est accéléré. En revanche, déprimés et maniaques surestiment le temps dans les tâches d'évaluation ou de production d'une durée.

Les auteurs différencient donc l'expérience subjective du temps du « jugement » du temps (Bschor et al., 2004).

Nous noterons par ailleurs que les patients déprimés ont également un défaut d'anticipation du futur qui se manifeste par une altération de la représentation du futur dans le discours avec un taux plus faible que dans le groupe contrôle de propositions évoquant le futur (Mirabel-Sarron, Blanchet, 2000).

2)L'expérience intime du temps chez le schizophrène

Nous allons essayer ici d'appréhender la nature de l'expérience du temps chez le patient schizophrène.

Pour cela il nous semble qu'il faut auparavant envisager le temps selon ses qualités paradoxales. En effet, le temps réel, s'il existe, est à la fois succession et simultanéité. En effet on ne conçoit pas de temps sans un avant et un après, ou pour reprendre une formulation de Bergson : « *Le temps est succession* » (Bergson, 1968). Mais c'est la simultanéité entre deux instants qui nous permet, par le rapprochement avec notre durée intérieure, de mesurer un intervalle de temps.

Ce paradoxe se résout pour Bergson par le passage du déroulement au déroulé : « *La rapidité de déroulement de ce Temps extérieur et mathématique pourrait devenir infinie, tous les états passés, présents et à venir de l'univers pourraient se trouver donnés d'un seul coup, à la place du déroulement il pourrait n' y avoir que du déroulé* » (Bergson, 1968).

A la suite de Bergson, Minkowski développe l'idée que les principaux troubles que présente le patient schizophrène sont liés à son rapport existentiel au temps. La désorganisation de la psychose coupe le patient de l'écoulement naturel du temps, ou plutôt du lien entre cette fluidité naturelle et son vécu intérieur, caractérisé par Blankenburg comme une « *perte de l'évidence naturelle* ».

La perte de l'élan vital induit l'apragmatisme ou la rupture de contact avec la réalité. *« Touché dans son dynamisme vital, le schizophrène non seulement sent tout s'immobiliser en lui, mais est encore comme privé de l'organe nécessaire pour assimiler ce qui est dynamique et vit au-dehors. »* (Minkowski, 1933).

On peut aussi voir, avec Takeshi Utsumi, la schizophrénie comme un excès d'instantanéité, un excès d'acuité. Pour Utsumi, l'acuité est *« le temps ponctuel, instantané et intensif. Non-présente, elle fuit toujours au-delà (...). C'est le moment temporel à cause duquel notre expérience devient dynamique. Elle fait couler le temps humain vers le futur en formant un fleuve irréversible. »* (Utsumi, 2003). Mais lorsque l'acuité est présente de manière excessive, comme chez le schizophrène qui vit dans l'instant, alors elle entraîne la rupture d'avec le réel, *« elle devient le moment de la coupure »* qui menace toujours l'expérience schizophrénique.

Dès lors, le patient s'isole du monde, essayant d'immobiliser, de figer le cours des choses afin de se préserver de ce risque de coupure. Son temps devient un temps stagnant, éternel, qui l'englue dans un présent vide. Ou pour reprendre les mots d'un des patients de Minkowski : *« Je vis un maintenant d'éternité »* (Minkowski, 1933).

L'impossibilité de vivre simplement le présent peut aussi entraîner le patient dans l'anticipation permanente, le devancement de l'avenir qui traduit la crainte de ne pouvoir advenir à soi, ce que Kimura nomme la « temporalité *ante festum* ».

On connaît la grande difficulté des patients schizophrènes à être dans une situation d'attente, qu'il s'agisse d'attendre un rendez-vous ou d'attendre un tour de parole. Ils sont alors en proie à une impatience décrite par Pringuey comme *« une incapacité à combler un temps vide imprévu »*, mais aussi comme une *« fébrilité habituelle dans la façon de prendre une décision, une hâte à l'accomplissement des activités communes, comme tension du déroulement temporel de l'action »* (Pringuey, 1997).

3)La durée du maintenant

Le temps est mesuré par le « maintenant » qui délimite l'avant et l'après. Le temps et le maintenant sont liés de manière indissoluble et n'existeraient pas l'un sans l'autre.

En effet, *« le temps est le nombre du transport* [du mouvement] *et le « maintenant » est comme l'objet transporté, à la manière de l'unité pour un nombre »* (Aristote).

Le présent est limité par ce qui est déjà passé, ou *rétention* – car, par exemple, nous retenons le début de la phrase que nous venons d'écrire – et se projette vers l'instant suivant, ou *protention* – car notre phrase n'est pas finie. Francisco Valera, évoquant les travaux d'Husserl sur le sujet, écrit : *« Ces horizons sont mobiles : ce moment même qui était présent glisse vers un présent tout juste passé (...), je ne peux pas le retenir dans son immédiateté, il me faut lui ajouter une épaisseur supplémentaire pour le maintenir. »* (Valera, 2002).

Cette épaisseur est le maintenant ; elle n'est pas seulement un point sur la flèche du temps, elle est aussi une qualité de perception. *« Le présent ne désigne ici aucun point-présent unique, mais une objectivité étendue qui, modifiée phénoménalement, possède son maintenant, son avant et son après »* (Husserl, in Valera, 2002).

c. LE TEMPS ET LA SUBJECTIVITÉ

Bientôt je vais naître aussi.

Martin Amis, *La flèche du temps*

L'observation clinique éclairée par des approches théoriques différentes nous a conduit non seulement à relier la perception du temps et la conscience de soi, mais encore à considérer que l'expérience temporelle et la construction du « moi » sont intimement liées.

Il est admis que la notion du temps dépend de la qualité de l'organisation psychique du sujet, de ses facultés d'attention et de compréhension des évènements extérieurs. Il est donc logique qu'elle soit perturbée chez les patients psychotiques.

Nous faisons l'hypothèse que l'élaboration du rapport au temps se fait en même temps et conjointement avec l'élaboration de la subjectivité. Comme l'écrit Franca Madioni dans *Le temps et la psychose* (1998) *« la temporalité est considérée comme l'expérience de la frontière du Moi »*. Ainsi, le travail sur la notion de temps chez un enfant psychotique pourrait favoriser cette élaboration de la subjectivité, aider à la construction de la conscience de « soi », à la construction de ce que Winnicott nomme le *« self »*.

Nous allons d'abord examiner la place du temps dans l'émergence de la pensée chez l'enfant à travers le rôle du rythme et de l'attente. Puis nous étudierons le lien entre le temps et la notion de permanence de l'objet, condition sine qua non de l'accession au symbolique si difficile chez l'enfant psychotique. Enfin, nous montrerons que l'historicisation du temps permet la naissance du sujet et de là, la relation à l'autre.

39

1)La notion de temps et l'émergence de la pensée

Il est admis depuis longtemps que l'investissement du temps est la source de la faculté de penser. Pour Bruno Bettelheim, *« pour agir comme un être humain il faut avoir appris comment organiser sa propre vie en fonction du temps, de l'espace et de la causalité »* (Bettelheim, 1969).

Dans *Les origines de la pensée chez l'enfant*, Henri Wallon évoque le rythme comme source de repères psychophysiologiques.

« Le sens du temps n'est pas une capacité innée (...), sens du temps et conscience se développent de concert. » (Colarusso, 1979).

La capacité à investir les moments d'attente permettrait la représentation mentale, première étape de l'émergence de l'activité de pensée chez le nourrisson. De nombreux auteurs (dont Freud, Piaget, Winnicott, ou plus récemment Daniel Marcelli ou Daniel Stern) ont montré le lien entre notre perception du temps et le rythme.

Le rôle de l'attente dans l'étayage narcissique de l'enfant est déjà décrit chez Freud dans *Naissance de la psychanalyse* : *« L'état d'attente ... est le point de départ de toute pensée »*.

Winnicott, ensuite, évoque le rôle de l'attente dans la construction des représentations mentales.

Pendant le temps de l'attente, l'enfant pense et essaye de se représenter ce qui lui manque. Il *« hallucine »* l'objet désiré. Ainsi, une mère *« suffisamment bonne »* (*a good enough mother*) saura faire attendre son bébé assez longtemps pour que ce travail de pensée ait lieu, et pas trop longtemps au regard des capacités d'adaptation du bébé.

La relation mère-bébé serait en effet soumise à deux mouvements rythmiques liés à l'attente.

Le premier mouvement rythmique, présent dès la naissance, est fait de ce que Daniel Marcelli appelle les « *anticipations confirmées* » (Marcelli, 1992). C'est le domaine des soins quotidiens, des « *macrorythmes* » (Marcelli, 1992), des moments où la mère est présente quand son enfant l'attend. Lorsque le bébé pleure parce qu'il a faim ou besoin d'être changé, la mère est là et répond à son besoin. Elle s'adapte à la temporalité de l'enfant. Il sait ainsi qu'elle sera là, il ne doute pas ; c'est ce qui lui donne confiance. Il a le sentiment de maîtriser le monde, de créer ce qui se produit. La confirmation des attentes du bébé favorise son étayage narcissique.

Le deuxième mouvement, qui apparaît vers 3-4 mois, est celui de « *l'attente trompée* » (Marcelli, 2000). Il s'exprime dans les jeux de la mère avec son bébé, comme le jeu de la « petite bête qui monte », ou le jeu du « coucou ». C'est le domaine des « *microrythmes* ».

Le rythme serait la confrontation d'un temps répétitif, immuable, et d'un temps aléatoire, inattendu. Cette confrontation, ou plutôt cette conjonction, de ces deux temps, ou mouvements rythmiques, « *macro et microrythmes* » fonde la subjectivité du sujet.

Dans *Les origines du travail de penser entre mère et bébé* (1996), Marcelli affirme encore que « *l'investissement du temps se réalise grâce à l'opposition dialectique entre les macrorythmes qui assurent un sentiment de continuité narcissique et les microrythmes qui maintiennent l'intérêt pour le monde extérieur* ».

Dans les jeux de fausse surprise, la mère crée un doute, une tension, elle tente de surprendre son bébé ; elle n'est pas là où l'enfant l'attend, mais juste à côté. Ou bien elle n'apparaît pas exactement au moment où il l'attend mais juste après, ou juste avant... C'est ce petit intervalle, ce petit moment d'incertitude qui laisse la place à l'autre, l'investissement du temps introduisant alors la triangulation dans la dyade.

Mais la tension doit être soulagée pour que le bébé puisse investir l'incertitude, et il faut que le jeu se termine par le rire de la mère puis le rire du bébé. La surprise et la tension apparaissent comme source de plaisir lorsque la détente leur succède pour construire chez l'enfant la capacité à tolérer la frustration, la tolérance de l'incertitude.

C'est ensuite la réalisation du désir ou encore la confirmation des attentes (Marcelli, 1996) qui donne à l'enfant un sentiment de continuité narcissique.

Marcelli précise aussi que le rythme ne vient pas de la mère, il vient de « l'autre *de la mère, du* manquement *de la mère* ». Pour cela la mère doit accepter de faire défaut à son enfant, pour que dans l'aléa de la relation apparaisse la place de l'autre.

Ce désengagement relationnel entre les deux membres de la dyade doit se faire par un « effet de manquement » de la mère. Le manquement n'étant pas le manque, à savoir le défaut n'étant pas l'absence. Si le manquement devient l'absence, le bébé risque de vivre une angoisse trop grande, une rupture.

Mais si l' « *effet de manquement* » opère, alors le petit moment d'incertitude laisse la place à la surprise, au monde extérieur, à l'autre. L'investissement de l'incertitude, de l'attente permet la triangulation et l'apparition d'un espace transitionnel.

C'est peut-être aussi l'attente qui permet au bébé d'attribuer à l'autre une pensée, d'avoir une « *théorie de l'esprit* » (Fonagy, 1999). La théorie de l'esprit initialement décrite par Premack et Woodruff, deux éthologues, est, selon Baron-Cohen (1985), la capacité cognitive de se représenter les états mentaux d'autrui et se développerait chez l'enfant entre 2 et 4 ans.

Le rôle du rythme dans les « *origines de la pensée* » de l'enfant est clairement évoqué par H. Wallon : « *les repères psychophysiologiques de la durée vécue paraissent multiples : ce sont les rythmes, qui règlent non seulement les fonctions végétatives de l'enfant, mais ceux qui finissent par lier ses mouvements, ses émissions vocales à ses sensibilités proprioceptives et auditives. Le rythme implique le temps. »* (Wallon, 1963).

Pour Freud aussi, rythme et temps sont liés. En effet, dès 1920, dans « *Au-delà du principe de plaisir* », S. Freud, avec le jeu de la bobine ou jeu du « fort-da », décrit, bien qu'il ne le nomme pas, le lien entre le temps et le rythme. En effet ce jeu est fondé sur un rythme à deux temps, le temps de la disparition (de la bobine, ou de la mère…), et le temps de la réapparition.

À travers ce jeu, le rythme permet à l'enfant « *de supporter sans protestation le départ et l'absence de la mère* » (Freud, 1920), et de concevoir son retour.

Ou encore comme le formule Philippe André, « *le rythme donne forme au vide qui pourrait menacer l'enfant après le départ de sa mère. (…) Il représente par le biais du jeu le mouvement d'une mère suffisamment bonne dont l'une des qualités essentielles est probablement d'être prévisible pour l'enfant ; c'est-à-dire mue par un rythme qu'il peut avoir l'illusion de contrôler.* »

Le rythme organise sa perception du temps et est à l'origine « *de l'apparition des affects dans un travail de liaison aux représentations* » (André, 1999).

De ce fait l'alternance de présence et d'absence de la mère organise la pensée du nourrisson.

Pour Donald W. Winnicott aussi, le rythme est là, dans l'interaction entre la mère et son bébé, sous la forme de la répétition du moment où la mère donne le sein au moment-même où le bébé l'attend. L'intégration des rythmes biologiques et affectifs constitue l'une des premières étapes du développement de l'enfant et permettra ensuite « *l'appréciation du temps et de l'espace et d'autres caractères propres à la réalité – bref la réalisation* » (Winnicott, 1945).

Selon Spitz, l'expérience du temps commence dès les premiers instants de la vie extra-utérine, le temps étant ressenti par le nouveau-né à travers la durée de son premier cri. Et dès la deuxième semaine l'enfant serait capable de s'orienter dans un environnement temporel continu.

On peut supposer avec lui que le nourrisson n'a pas, à cet âge-là, les capacités de conceptualiser le sens du temps, mais qu'il a suffisamment conscience du monde extérieur pour enregistrer les liens entre frustration et gratification et le temps que cela prend de passer d'un état à l'autre.

Considérons alors avec Daniel Stern l'âge à partir duquel on peut affirmer que le nourrisson est conscient de son individualité.

« L'expérience subjective de soi » apparaîtrait autour de 2 mois. *« Vers huit semaines, un changement qualitatif s'opère chez le nourrisson : le contact œil à œil débute. Peu après, les sourires se font plus fréquents, on voit apparaître des sourires-réponses et par contagion. C'est le moment des premiers gazouillis. »* (Stern, 1985).

Pour Stern (1989) le « sens d'un soi émergent » est lié à la qualité de « l'accordage affectif » (*affect attunement*) entre le nourrisson et sa mère. Or cet accordage s'évalue en fonction de valeurs rythmiques : intensité, pulsation temporelle, rythme, durée. Il constitue une réponse particulière au comportement affectif de l'autre, différente de l'imitation en cela qu'elle implique le ressenti de l'expérience et non l'action. L'accordage *« n'imite que la dynamique temporelle de l'intensité, de la forme et du rythme du comportement de l'autre mais dans une modalité différente »* (Stern, 2003).

À la suite de Geneviève Haag nous pouvons aussi relier le rythme et la continuité d'être.

Pour elle, le rythme serait lié à la qualité du premier contenant psychique dont la structure serait « radiaire ». Cette structure serait issue de ce que l'enfant projette et qui lui revient après une rencontre avec l'objet. L'écart minime entre ce qui est projeté et ce qui est introjecté permet alors l'existence d'une *« boucle de retour »*. Cette boucle constitue alors une enveloppe narrative (Haag, 1993, in Mellier, 2003).

Dans les théories cognitives sur les contenants de pensée nous retrouvons aussi la notion d'enveloppe. Le rythme aurait ainsi un rôle contenant permettant l'organisation des perceptions et des espaces psychiques à travers le sentiment de continuité.

« La rythmicité permet l'anticipation et donne l'illusion de permanence, de continuité ; la rythmicité participe à constituer le sentiment d'enveloppe en ce qu'elle produit comme illusion de continuité » (Ciccone, 2001 in Claudon, Moyano, 2003).

Bettelheim évoque lui aussi, dans *La forteresse vide*, le rôle du rythme dans le processus de construction et d'individuation d'une de ses patientes autistes.

Il décrit la relation de symbiose qui existait entre sa jeune patiente, Marcia, âgée de 12 ans, et son éducatrice Karen. Marcia, en effet, pour parler d'elle, n'utilisait pas le pronom « je » mais le « tu », utilisant ainsi le même pronom pour elle-même et pour Karen. En outre, en présence de Karen elle interchangeait leurs prénoms. Pour Bettelheim cette éducatrice représentait pour Marcia le seul lien avec la réalité, d'où *« une fuite angoissée et vide devant la réalité »* dès que Karen était absente.

Mais l'alternance de présence et d'absence de Karen, en rythmant le temps de Marcia, permit à celle-ci d'appréhender la réalité, de reconnaître un passé et un futur. Le futur vint en premier du fait que Marcia cherchait à savoir quand Karen reviendrait, puis en cherchant à apprendre des repères temporels comme les jours de la semaine, Marcia commença à nommer des personnes de son passé.

« *La présence ou l'absence de Karen donnait un rythme émotionnel aux journées de Marcia. (...) Alors que les gens dans son monde présent devenaient réels et qu'elle attendait avec impatience de les voir dans le futur, elle acquérait aussi une notion plus définie de ce qui était arrivé dans le passé.* » (Bettelheim, 1969).

Enfin, toujours selon Bettelheim, « *le petit enfant considère le rythme du jour et de la nuit comme allant de soi. Quand il commence à se rendre compte du changement des saisons, son concept d'un Soi persistant malgré les changements de l'environnement est bien établi.* » (Bettelheim, 1969).

2)Le rôle du temps dans la constitution du sujet

Pourtant il ne faudrait pas réduire le rythme à une notion de répétition, de rythme binaire ; en effet le mot « rythme » vient du grec *ruthmos*, de *rheo* : couler. Et si le rythme est à l'origine de la pensée, il est aussi à l'origine du sentiment de durée nécessaire à l'action. Or, le sentiment de durée implique la perception du temps et la notion de permanence.

a. La notion de permanence de l'objet

Au cours des premiers mois de vie, l'enfant commence à admettre qu'un objet continue d'exister même s'il ne le voit plus. L'âge précis est très variable selon les auteurs mais probablement bien plus tôt que pour Piaget.

En effet, selon Piaget, c'est au cours de la première partie de la période sensorimotrice (de la naissance à 10-12 mois) mais surtout à partir du 9ème mois que se constitue le « *schème de l'objet permanent* ». L'enfant peut alors rechercher un objet qu'on lui aurait montré puis caché.

La période sensori-motrice coïncide avec la constitution de la subjectivité de l'enfant. Grâce à sa perception du monde extérieur ou à l'illusion mégalomaniaque de sa création l'enfant différencie peu à peu ce monde extérieur de lui-même. Ou encore, comme le dit B. Golse au sujet du développement de l'intelligence sensori-motrice : *« Parti d'un égocentrisme initial, état de confusion radical entre le Moi et le non-Moi, où il n'y a ni sujet ni objet, l'enfant, en constituant le monde extérieur, se constitue lui-même et il parvient, vers la fin de la période sensori-motrice, à établir des rapports objectifs avec le monde extérieur. Ainsi naît la conscience de soi-même et du monde »* (Golse, 1985).

Ensuite cette conscience de soi-même et du monde se précise et s'affirme, dès la fin de la période sensori-motrice, avec l'accès à l'intelligence symbolique. Nous avons vu comment Freud reliait chez un enfant de 2 ans ½, cette notion de permanence de l'objet à la notion de temps à travers la structure rythmique du jeu du fort-da.

Lorsque cette notion de permanence de l'objet n'est pas acquise – ce que l'on retrouve de manière flagrante chez l'enfant psychotique – l'enfant se situe dans un univers hors du temps, un *trou noir*, pour employer le terme de Frances Tustin. Pour Tustin la séparation subie par l'enfant de sa bouche et du sein maternel, avant qu'existe la représentation psychique de leur distinction, est vécue comme un arrachement.

Lorsque cette étape de représentation psychique peut se constituer ou, selon René Diatkine, *« quand l'enfant au début du second semestre découvre que sa mère continue à exister en dehors de son champ perceptif, la permanence temporelle et les limites spatiales de l'objet ainsi constitué déclenchent une crise décisive dans le développement psychique. »*

La « *contradiction entre l'absence et le souvenir de présence est le point de départ d'une activité psychique intense. Celle-ci comporte une dimension temporelle, première mise en place du préconscient, qui donne aux expériences marquées par le plaisir une double inscription - immédiate, comme l'est par nature l'hallucination de l'expérience de satisfaction - passée et future ce qui donne au désir une nouvelle forme* » (Diatkine, 1985).

Ainsi Bettelheim, toujours dans *La forteresse vide*, évoque le besoin d'emprise de l'enfant autiste sur le temps. L'un de ses patients affirmait que les jours avaient tous la même durée, que le soleil se levait et se couchait tous les jours à la même heure. Cet enfant était bien sûr très perturbé par le changement administratif de l'heure d'hiver à l'heure d'été. « *La permanence du soleil, de la lumière du jour, la succession régulière du jour et de la nuit étaient des concepts qui lui étaient étrangers parce qu'il n'y avait aucune permanence de son existence personnelle.* » (Bettelheim, 1969).

b. Le temps et la séparation

La séparation est un processus complexe nécessaire à la constitution du sujet dans ce qu'elle implique de différenciation et d'autonomisation. Elle met en jeu les processus d'attachement décrits par Bowlby et ne peut avoir lieu que si cet attachement est de bonne qualité ou « *secure* », c'est-à-dire si le nourrisson peut être sûr de retrouver sa mère au moment où il le souhaite et au cours d'interactions adaptées à ses besoins physiques et affectifs.
Dans ces conditions la séparation permet la constitution de soi, ou du « *self* » au sens de Winnicott.

Dans un premier temps la mère « *suffisamment bonne* » s'adapte aux besoins de son enfant et lui donne l'illusion de maîtriser son environnement, illusion nécessaire pour que le nourrisson acquière un « *sentiment continu d'exister* ». Le portage physique et psychique ou *holding* permettrait l'intégration du Moi, tandis que la manipulation ou *handling* donnerait à l'enfant le sentiment d'habiter son corps. Puis, à travers la « présentation de l'objet », la mère donne à l'enfant l'illusion d'avoir créé l'objet.

Ensuite, l'enfant peut se différencier de sa mère grâce à la confrontation avec la réalité et les frustrations. Il acquiert alors la sensation d'être réel, la conscience de son identité. Il se constitue un vrai *Self*.

Pour Winnicott il existe un lien entre la qualité de cette « *mère-environnement* » et l'orientation temporospatiale.

En effet l'angoisse liée à la désorientation constitue l'une des angoisses inimaginables qu'il décrit, les autres étant de type angoisses de morcellement, de chute sans fin, et de rupture avec le corps. La fonction maternelle est alors de protéger le Moi de l'enfant de ces angoisses que Winnicott situe à la source des angoisses psychotiques. Sa défaillance précoce entraînerait une organisation psychique défensive contre les « angoisses primitives » ou *primitive agonies* et une incapacité à élaborer la séparation.

Pour Winnicott cette phase de séparation, au cours de laquelle se constitue le self, est très précoce, à partir de cinq mois.

Il en est de même pour Margaret Mahler qui situe également le début du processus de séparation-individuation, qu'elle nomme phase de différenciation et de développement du schéma corporel, autour du 5ème mois.

Ce processus consiste en effet en une différenciation, une apparition des limites, un détachement d'avec la mère aboutissant à la capacité de l'enfant de se séparer. D'autre part il consiste également en une évolution des fonctions autonomes telles que la perception, la mémoire, ou les capacités cognitives, et permet ensuite l'organisation du self et l'individuation.

A noter que c'est à peu près à ce moment là que le nourrisson se tourne vers des objets transitionnels. Le processus se poursuit ensuite à travers la phase des essais, puis celle du rapprochement pour aboutir avec l'étape de la permanence de l'objet libidinal et de la consolidation de l'individuation vers l'âge de 2 ans.

Il nous semble important de préciser que les travaux de Margaret Mahler ont été très critiqués depuis les recherches sur le développement du nourrisson effectuées à partir d'une observation directe par Brazelton puis d'autres. En effet les découvertes sur les compétences du nouveau-né invalident l'hypothèse de Mahler de l'existence d'une période d'autisme normale.

Cependant, son hypothèse d'un lien entre la psychose infantile et le processus de séparation-individuation reste pertinent pour comprendre les mécanismes psychopathologiques de l'enfant psychotique et trouve donc sa place dans cet exposé.

Quels que soient les auteurs la séparation n'est possible que si l'enfant possède des assises narcissiques solides et a pu exprimer son besoin de différence ; c'est-à-dire si la mère, ou d'autres adultes, a pu accepter ce besoin de différence de la part de son enfant.

« On ne se sépare pas si on est dans le vide, et on ne peut avoir accès à cette différence que si les assises narcissiques, (...) faites d'une présence de l'objet dans la qualité de fonctionnement du sujet, sont suffisamment solides. » (Jeammet, 2001).

C'est à travers l'angoisse de perte d'objet que le temps, comme source inhérente de limites, renvoie à la séparation. En effet le temps est insaisissable et irréversible à la fois, il peut donc être vécu comme une menace de perte des investissements relationnels mais aussi de perte de soi.

Philippe Jeammet, dans une réflexion sur le rapport entre le temps, l'espace et les soins chez l'adolescent, rapporte même ce problème du temps à l'ensemble de la psychopathologie : « *La psychopathologie comporte un refus du temps et ce d'autant plus que la destructivité sera importante et le narcissisme du sujet plus fragile. (...) Comment réintroduire donc une temporalité qui va signifier pour eux la séparation, le renoncement à un certain lien avec ce passé et donc implicitement l'acceptation de cette blessure, et comment faire en sorte que cette séparation ne soit pas synonyme pour eux de destruction ?* » (Jeammet, 2001).

Les processus de séparation et d'attachement mettent en jeu tout ce qui peut avoir une certaine autonomie par rapport au sujet, et notamment le temps. Lorsque le sujet se coupe de son temps propre il devient hors de lui-même et dès lors hors de la relation à l'autre.

Ou encore comme l'écrit Tatossian : « *C'est sans doute la séparation de l'être humain d'avec sa temporalité propre qui l'affecte le plus radicalement. En effet comme nous l'a appris Ricœur, l'identité humaine est fondamentalement narrative et, séparé de son temps propre, l'homme ne peut plus se raconter ni aux autres ni à soi-même et, incapable de se constituer une biographie, il déchoit à une simple chronologie.* » (Tatossian, 1993).

La séparation intervient aussi comme terme d'un moment donné. Si le processus de séparation-individuation décrit par M. Mahler n'est pas abouti alors l'angoisse de la séparation empêche l'investissement de ce moment.

On peut ici citer l'exemple du travail de Guy Lavallée avec un adolescent « qui a été un enfant autiste » sur l'angoisse liée au temps.

Lavallée travaille avec cet adolescent, surnommé Câlin, à l'aide d'une médiation par la vidéo au cours de séances d'une heure chaque semaine.

La problématique de la séparation est d'emblée au premier plan car dès le début de la séance Câlin pense à la fin, à la séparation. L'investissement de la séance, du travail proposé, mais avant tout de la relation, est difficile car le processus de séparation-individuation n'est pas bien établi chez cet adolescent. Ainsi Lavallée écrit : « *Peut-on profiter de l'instant, quand au lieu de vivre l'instant on le sent déjà fini ?* » (Lavallée, 1997).

Pourtant, l'adolescent va mettre en place un moyen de penser cette séparation, de l'incorporer ou plutôt de l'élaborer. A la fin de chaque séquence filmée il enregistre sur la vidéo la phrase : « *Coupez ! Au revoir et à la semaine prochaine.* ». Il peut ainsi entendre la séparation mais aussi l'annonce des retrouvailles. En outre cette phrase, répétée plusieurs fois au cours d'une même séance puis à chaque séance, crée une scansion dont le rythme permet le travail de pensée. Câlin sème « *sur la continuité de la bande vidéo des petits cailloux blancs, des signes de séparation qui feront liaison réflexive et qui rythmeront le temps transitionnel de la séance. Ainsi Câlin met-il au travail les limites spatio-temporelles de son moi, dans une reprise d'un processus de séparation-individuation entre lui et moi, et entre lui et le monde.* » (Lavallée, 1997).

3) L'historicisation

a. Le rôle de l'historicisation dans l'expérience de la continuité du temps

L'historicisation, c'est-à-dire l'élaboration d'un récit autobiographique, permet à une succession formelle d'évènements, grâce à l'inscription symbolique de ces évènements, de devenir contenu de vie. Elle fonde la notion de continuité.

D'un point de vue psychanalytique et à la suite de Freud nous pouvons dire que la perception du temps est liée au complexe d'Œdipe.

Elle est linéaire, historicisée, « *héritière du complexe d'Œdipe. C'est un temps organisé par le refoulement, par l'après-coup ; un temps paternel, socialisé,... »* (Smodlaka, Duc, 2000).

L'expérience vécue prend son sens a posteriori, dans une reconstruction symbolique ou verbale.

Si le temps est défini par une séquence linéaire, passé, présent et futur, l'évènement ne prend son sens qu'après, dans l'après-coup.

Nous évoquerons ici l'exemple de l'expérience temporelle du sujet hypocondriaque, rythmée par l'alternance de l'attente d'une libération et le retour d'une plainte douloureuse inchangée, sans que cette expérience appartienne pour autant à une séquence, un récit.

La dimension temporelle de l'hypocondriaque relève de *« la nécessité d'une déhistoricisation, d'une stagnation temporelle, d'une immobilisation, corollaire de la concentration douloureuse »* (Delahousse, 1996).

Cette conception peut sembler difficile à concilier avec la clinique du nourrisson et pour s'en rapprocher nous pouvons avancer l'hypothèse, comme le fait Daniel Marcelli, selon laquelle penser c'est *« articuler dans une suite temporelle un certain nombre de percepts donnant ainsi naissance à une séquence historicisée »* (Marcelli, 1996).

Daniel Stern adopte un point de vue relativement proche et considère le temps comme une sorte de sixième sens.

« Les « contours vitaux » sont faits de modèles instants par instants, de changements d'intensité et de tonalité hédonique dans le temps. (...) Ce sont des contours du temps analogiques, beaucoup mieux appréhendés en termes de dynamique kinétique, comme : « surgissant », « s'évanouissant », « flottant »,

« *explosifs* », « *instables* », « *laborieux* », « *accélérant* », « *ralentissant* ». »
(Stern, 1998).

L'expérience affective du bébé est « *une expérience temporelle où les changements qui se déroulent dans le présent créent l'expérience* » (Stern, 1995). Ces « *changements analogiques, millième de seconde par millième de seconde en temps réel, dans l'intensité, le rythme ou la forme de la stimulation* [composent des] *contours temporels* » (Stern, 2003).

La combinaison de ces « *contours temporels* » forme alors une unité, une « *trame temporelle d'éprouver* » qui définit un schéma narratif que Stern nomme « *enveloppe protonarrative* », puis « *prénarrative* ». Elle illustre l'importance, dans l'activité de penser, de l'articulation des expériences, de la construction d'un récit : « *la continuité des expériences interpersonnelles est découpée par les facultés de la pensée narrative* » (Stern, 2003).

En effet Stern considère que le nourrisson, bien avant 18 mois, est capable d'analyser son expérience et de l'intégrer dans le cours du temps, d'en faire une histoire vécue. Avant l'acquisition du langage il a « *tendance à analyser et à vivre le monde humain en termes d'intention* » (Stern, 2003).

b. Le lien entre l'historicisation et la perception de soi comme sujet

Paul Ricœur, dans une conférence dédiée aux « *paradoxes de l'identité* » attribue à celle-ci une structure temporelle. Comme le souligne Tatossian, « *le point décisif du travail de Ricœur concerne l'ambiguïté de l'identité humaine comme permanence dans le temps* » (in Naudin, Azorin, 1998). En effet, pour Ricœur, il n'existe pas de Moi immuable à travers le temps mais un individu qui doit répondre aujourd'hui de ses actes passés et répondre dans le futur de ses actes actuels. Mais pour autant s'agit-il toujours de la même identité ?

Ricœur oppose une identité substantielle, structurale, immuable dans le temps écoulé, « *l'identité-idem* » ou « *identité à travers le temps* », à une identité mémorielle qui oblige le sujet à tenir ses promesses malgré ses changements d'intérêts, « *l'identité-ipse* » ou « *identité malgré le temps* ».

L'identité, réponse à la question qui sommes-nous, se composerait ainsi de deux extrêmes, « *illustrés par le caractère qui marque la permanence de l'idem et par la promesse qui illustre le maintien de l'ipse* » *(Ricœur, 1996)*.

Pour résoudre ce paradoxe Ricœur propose de relier le temps et la subjectivité à travers la mise en intrigue, l'historicisation.

« *Toute approche de la subjectivité humaine se doit de considérer la dialectique, ainsi clairement énoncée comme paradoxale, de la mêmeté et de l'ipséité. Cette dialectique ne se conçoit chez Ricœur que dans la perspective d'une identité narrative. Pour intégrer le temps dans les processus d'identification, Ricœur propose d'intégrer l'histoire. C'est le récit –autrement dit l'unité d'une intrigue – qui permet la constitution de l'identité comme phénomène temporel* » (Naudin, Azorin, 1998).

L'expérience psychotique serait alors définie, au-delà d'un déséquilibre entre l'idem et l'ipse, au-delà de « *troubles du rapport de la subjectivité constituante à la subjectivité constituée* » (Naudin, Azorin, 1998), par une incapacité à l'historicisation, à la mise en intrigue. Le sujet psychotique serait dépourvu d'identité narrative.

Or, toujours selon P. Ricœur, « *l'identité narrative, constitutive de l'ipséité, peut inclure le changement, la mutabilité, dans la cohésion d'une vie. Le sujet apparaît alors constitué à la fois comme lecteur et comme scripteur de sa propre vie* » (Ricœur, 1985).

Dépourvu de cette identité narrative le sujet psychotique n'a pas accès au changement, il ne peut pas se percevoir comme *scripteur* de sa vie. De ce fait il ne peut pas non plus avoir conscience du caractère unique et cohérent de sa subjectivité. Il n'a pas l'expérience de la continuité de soi.

« Le temps ne s'incarne que dans le discours organisé en récit, dans la narration, c'est-à-dire dans l'édification d'un sens pour un sujet ; être sujet, enjeu fondamental dans la psychose, c'est dire « je », c'est habiter son discours, soit inscrire un sens dans et par le temps. » (Rouam et al, 2000).

4) La continuité du temps et la durée du moment présent

Si l'historicisation fonde la notion de continuité, elle a besoin de s'appuyer sur l'existence d'un maintenant qui dure. C'est pourquoi dans *La notion de durée chez l'enfant*, Jacques Montangero rappelle l'évolution de la conception collective du temps et choisit le point de vue de la continuité.

Ainsi, les premières conceptions du temps dans l'histoire de l'humanité seraient caractérisées par la discontinuité, et par le rapport avec l'espace qui offre des points de repère. La mesure ponctuelle du temps à l'aide d'un bâton placé au soleil, ou d'une pierre levée comme à Stonehenge est reliée aux grands repères temporels tels que les équinoxes ou les saisons. La discontinuité de cette façon de mesurer le temps aurait eu un rôle important dans l'émergence de la notion de temps et dans l'hypothèse d'un temps cyclique.

La conception scientifique du temps change, selon Montangero, à la Renaissance avec Galilée, qui serait le premier à considérer le temps comme une variable continue.

Pourtant Aristote, supposait déjà que l'instant présent, ou le « maintenant », représente un moment critique dans la constitution du temps et se révèle être un facteur de continuité du temps. « *Si le temps n'existait pas le « maintenant »* *n'existerait pas, et si le « maintenant » n'existait pas le temps n'existerait pas.* » (Aristote, IV, 11, 220-a).

En effet, grâce à son pouvoir de division, l'instant crée une suite insaisissable qui donne le sentiment de la continuité du temps. « *Le temps est continu par le* « *maintenant* », *et il se divise selon le « maintenant ». (...) Le « maintenant » est* *la continuité du temps. En effet il assure la continuité entre temps révolu et* *temps à venir, et il est limite du temps, car il est le début d'un temps et la fin de* *l'autre.* » (Aristote, IV, 13, 222-a).

Cette hypothèse nous fait évoquer notamment l'altération de la perception du temps chez le patient maniaque qui passe du « coq à l'âne » ou d'un mot à l'autre sans logique. Comme si « *le pouvoir virtuel que possède l'instant présent* *de diviser se réalise pour de bon, (...) matérialisant en quelque sorte la* *continuité perdue* » (Christaki-Gadbin, 2003).

Dans la pensée orientale on retrouve aussi ce lien entre continuité du temps, moment présent et permanence du moi. Ainsi le moine bouddhiste japonais Dogen écrivait en 1240 : « *Il n'y a pas une seule chose qui échappe au moment* *présent. (...) Au moment où je gravissais la montagne et traversais la rivière,* *j'étais. Puisque je suis toujours et déjà, il ne se peut que le temps cesse d'être en* *moi. (...) Si le temps ne fait qu'aller et venir, le maintenant vivant de l'être-* *-temps est en moi. C'est l'être-temps.* »

On peut supposer que le « maintenant vivant » correspond à une durée du moment présent dont on dirait encore qu'elle est « *la subjectivité consciente* *d'elle-même, [ou] une coïncidence intime de soi avec soi ainsi qu'avec autrui.* » (Fouks et al., 1990).

Bergson, dans son étude intitulée « *Durée et simultanéité* » et publiée pour la première fois en 1922, souhaitait comparer sa conception de la notion de durée aux travaux d'Einstein sur la notion de temps mais aussi à ceux de Minkowski. Il s'intéresse alors à la question du temps qu'il juge négligée par les philosophes. Selon lui, la notion de temps, à travers la notion de durée, met en jeu la conscience, conscience de soi, conscience de sa propre continuité intérieure, de la permanence du moi ou plutôt du self pour utiliser la terminologie anglaise héritée de Winnicott.

Il précise cette notion de durée dans la partie consacrée à la nature du temps: *« Elle est mémoire, mais non pas mémoire personnelle, extérieure à ce qu'elle retient, distincte d'un passé dont elle assurerait la conservation ; c'est une mémoire intérieure au changement lui-même, mémoire qui prolonge l'avant dans l'après et les empêche d'être de purs instantanés apparaissant et disparaissant dans un présent qui renaît sans cesse. (...)* [Mais il faudrait ne retenir] *que la continuation de ce qui précède dans ce qui suit et la transition ininterrompue, multiplicité sans divisibilité et succession sans séparation, pour retrouver enfin le temps fondamental. Telle est la durée immédiatement perçue, sans laquelle nous n'aurions aucune idée du temps. »* (Bergson, 1968).

Lévinas, dans *Dieu, la mort et le temps*, et même s'il critique le sens que lui confère Bergson, choisit lui aussi de s'intéresser à la notion de durée du temps. *« La durée du temps comme relation avec l'infini, avec l'incontenable, avec le Différent. (...) Le temps est à la fois cet Autre dans le Même et cet Autre qui ne peut être ensemble avec le Même, ne peut être synchrone. »* (Lévinas, 1993).

De cette conception de la notion de durée découle ensuite le lien entre le temps et la continuité : *« Il n'est pas douteux que le temps ne se confonde avec la continuité de notre vie intérieure »* (Bergson, 1968). On note ici qu'il s'agit bien de la continuité intérieure, psychique du sujet. Continuité psychique ou conscience, ce qui fonde un être en tant que sujet est nécessaire à la perception de la durée. Plus encore, pour Bergson : *« il est impossible de distinguer entre la durée, si courte soit-elle, qui sépare deux instants et une mémoire qui les relierait l'un à l'autre, car la durée est essentiellement une continuation de ce qui n'est plus dans ce qui est. (...) Durée implique donc conscience.* » (Bergson, 1968).

Selon A. Nastasi, la continuité intervient dans le phénomène de dépendance psychique qui serait dû en particulier à une rythmicité altérée.

En effet, la continuité, tellement nécessaire au sujet soumis à une dépendance massive, « *n'est ni fixe ni linéaire, mais rythmique* » (Nastasi, 2000). Elle est alternance d'absence et de présence, d'investissement et de désinvestissement, d'identité et d'altérité. C'est le rejet de cette perception du temps qui contraint le sujet à des investissements massifs et destructeurs.

La continuité est la garantie de la permanence à travers le changement. Elle permet l'expérience de quelque chose d'étranger à soi, la confrontation avec la réalité. « *La continuité réajuste sans cesse notre présent au point antécédent. (...) [Elle est] la sécurité qui même au plus profond de nos endormissements maintient le fil de notre personnalité identique* » (Faure, in Chamond, 1999).

C'est la continuité qui faisant défaut au schizophrène en proie à des angoisses de morcellement lui fait « *rechercher sans cesse un appui précaire pour réaliser son soi dans chaque maintenant qu'il découpe avec force dans la continuité naturelle du temps* » (Kimura, in Pringuey, 1997).

Une étude portant sur la mémoire de reconnaissance chez des patients schizophrènes montre leur incapacité à relier des éléments séparés d'un même évènement pour le concevoir comme un tout cohérent et distinct dont ils peuvent se rappeler. (Danion et al., 1999).

Amparo Escriva expose le travail analytique qu'elle a mené avec une petite fille de 7 ans présentant des problèmes de temporalité.

Cette enfant ne connaissait ni les jours, ni les saisons et ne savait jamais à quel moment elle verrait son père ou bien sa mère, ses parents étant divorcés. Le rythme des séances, mais aussi la continuité de l'analyse faite de moments de rupture liés aux vacances et de séparations, ainsi que le travail analytique en lui-même, ont permis à cette petite fille d'élaborer son histoire. Une histoire qu'elle a elle-même nommé : « *Une histoire sans commencement* ».

Le travail sur le rythme et la continuité de l'analyse ont permis à l'enfant de se construire « *un moi capable de transformer ces documents fragmentés en une construction historique qui apporte à l'auteur et à ses interlocuteurs la sensation d'une continuité temporelle.* » (Aulagnier, in Escriva, 2002).

Mais plus encore, «*le travail analytique* [a permis] *l'élaboration de la présence, de l'absence, de la continuité, de la discontinuité, de la séparation et de la rencontre avec l'objet. (...) Le moi va accéder ainsi aux différents temps du processus d'identification, en liant et en historicisant le passé, le présent et le futur.* » (Escriva, 2002).

On retrouve aussi cette notion d'une durée nécessaire du présent chez Minkowski.

Dans un passage du *Temps vécu* consacré au contact vital avec la réalité E. Minkowski étudie le lien entre ce contact vital et la *sympathie,* ou le fait d'éprouver des sentiments avec autrui. Il est intéressant de noter que Minkowski évoque à ce propos le problème de la *perception* de sentiments chez autrui, qu'il distingue de la *sympathie*. La perception serait le « *phénomène le plus problématique et le moins naturel de notre vie* » tandis que la sympathie serait, elle, naturelle. Ce problème de la *perception* de sentiments chez autrui fera plus tard l'objet de la Théorie de l'esprit.

En ce qui concerne la sympathie, Minkowski y retrouve les éléments essentiels du contact vital avec la réalité. Elle implique la participation de l'être aux émotions et pensées d'autrui et fait souvent défaut aux patients psychotiques.

Pour E. Minkowski la sympathie a besoin de durée pour s'exprimer, elle *« ne saurait être instantanée, il y a toujours de la durée en elle »*. La relation à l'autre se construisant dans le moment présent, on voit comme la durée de ce moment est nécessaire à une relation naturelle et *« humaine »* (Minkowski, 1933).

Ailleurs Minkowski évoque le présent : *« Le présent est un maintenant qui s'est déployé. Il y a de la durée, de l'étendue dans le présent. (...) Le présent ne pose plus le problème de « l'être » et du « ne pas être ». Ce n'est plus un sommet qui donne le vertige, mais un plateau sur lequel on se sent à l'aise. »*. (Minkowski, 1933).

Nous retrouvons cette notion de durée du présent chez Francisco Varela pour qui *« le maintenant n'est pas qu'un simple emplacement temporel, c'est aussi une qualité vécue : un espace dans lequel nous demeurons »* (Varela, 2002).

Avant eux, Pierre Janet avait insisté sur l'importance de la durée et du présent. Pour lui, seul le présent existe dans la réalité et sa durée lui confère une valeur sociale. En outre, le présent, à travers la durée vécue, est un acte créateur, facteur de nouveauté. *« Le présent, seul, donne consistance à notre existence et nous permet une adaptation toujours plus précise au réel, il nous permet aussi d'évoluer. »* (Fouks, et al., 1988).

« L'émergence du présent comme catégorie de discours signe l'avènement de la temporalité constitutive de la subjectivité. » (Rouam et al, 2000).

Si on étudie le fonctionnement de l'appareil psychique humain sur le plan de l'intégration des différentes modalités sensorielles, on constate que la perception globale d'un évènement, et donc sa compréhension et son introjection, nécessite la *réunion* des différentes sensations. Le cerveau effectuerait ce lien en envoyant des signaux synchronisés dans toutes les régions traitant l'information. Ces signaux, *« quand ils sont pris ensemble constituent un « maintenant ».* *Il existerait ainsi beaucoup de « maintenant » dans chaque seconde. Sans un tel dispositif, il serait impossible d'avoir des expériences totales, cohérentes et intégrées »* (Damasio, in Stern, 1998).

À partir de cette réflexion Stern aboutit à une remise en question de la conception psychanalytique du temps et du rôle de « l'après-coup ». Selon lui l'instant présent des psychanalystes est *« une tranche de temps d'une minceur presque infinitésimale, en mouvement constant, trop mince pour qu'un évènement s'y produise »* (Stern, 1998).

Cette conception ne permet pas de décrire les expériences vécues qui relèvent non pas de la notion *d'instant présent* mais de celle de *moment présent*. C'est en faisant référence à Husserl que Stern écrit : *« Ce moment présent est limité par un « horizon passé » et un « horizon futur ». Le mouvement d'un horizon à l'autre est saisi comme un évènement unique, total, avec sa durée temporelle. »* (Stern, 1998).

D. LE DÉVELOPPEMENT DE LA NOTION DE TEMPS LIÉ À L'ALTÉRITÉ

> *Certaines choses s'enfuient dès qu'on se met à les attendre,*
> *singulièrement l'amour.*
>
> Christian Bobin

La durée du moment présent, en permettant à l'homme de se percevoir comme sujet de sa propre vie, permettrait aussi la rencontre avec l'autre.

Ou encore comme l'écrit le philosophe Emmanuel Lévinas : *« La relation avec l'avenir, la présence de l'avenir dans le présent semble encore s'accomplir dans le face-à-face avec autrui. La situation de face-à-face serait l'accomplissement même du temps ; l'empiètement du présent sur l'avenir n'est pas le fait d'un sujet seul, mais la relation intersubjective. »* (Lévinas, 1982).

Nous allons voir d'abord comment le temps est intimement lié à la relation à l'autre, puis comment il en est le fondement même.

1) Le temps comme condition de la relation à l'autre

Nous avons vu comment se développe la conscience de soi en lien avec le temps, avec la durée du moment présent. Aussi, lorsque la conscience de soi est acquise, alors est acquis le préalable à la rencontre avec l'autre : *« il faut qu'il y ait d'abord et fondamentalement un sujet capable de dire je pour éprouver l'épreuve de la confrontation avec l'autre »* (Ricœur, 1996).

Ensuite, la rencontre de l'autre nécessite un accord entre soi et l'autre, un ajustement de son temps avec celui de l'autre. Ou plutôt elle nécessite un temps commun qui permettra l'échange. Ce temps commun est le temps de la patience puisqu'il faut être patient pour accepter la durée de l'ajustement et nous pensons avec Bertrand Vergely que *« l'impatience est, derrière le refus du temps, un refus de l'Autre »* (Vergely, 1994).

L'enjeu de l'échange sera alors l'enrichissement de chacun de l'expérience de l'autre sans envahissement de l'un par l'autre, sans fusion. Ou encore comme l'écrit Naudin dans un article sur Paul Ricœur : *« Ainsi l'identité de chacun se construit-elle dans l'équilibre de l'autonomie et de la dépendance, entre identifications fusionnelles et séparations, à la fois sujet singulier capable de s'estimer et de penser pour soi-même et sujet déjà engagé dans les histoires de l'autre »* (Naudin, Azorin, 1998).

Les éléments nécessaires à la rencontre d'autrui et évoqués par Charbonneau à la suite de Tatossian sont sensiblement les mêmes.

Il s'agit d'une part de l'expérience de la continuité de soi, et d'autre part de l'existence d'un horizon susceptible d'accueillir l'autre : « *Sans horizon, il est possible de dire que l'évènement d'autrui ne peut être compris, au sens où comprendre, c'est refondre dans un ensemble un évènement qui originairement n'y avait pas sa place. L'évènement d'autrui reste monumental, non temporalisable, non écoulable, faute d'un cadre ou d'un horizon, dans lequel autrui pourrait trouver sa place, en s'intégrant progressivement dans le réseau des significations* » (Charbonneau, 1994, in Naudin, Azorin, 1998).

L'intolérance à l'attente des patients schizophrènes peut alors être comprise comme une difficulté à « *initier la rencontre de l'autre, (...), à supporter ce temps commun occupé à l'accueil de l'autre* » (Pringuey, 1997).

De la même manière l'enfant psychotique a, comme nous l'avons vu, un déficit de la perception du temps. De ce fait la rupture du sujet d'avec son temps propre le sépare de l'expérience de l'autre. Leurs vécus sont désynchronisés ce qui empêche l'ajustement relationnel, la rencontre, le partage de l'expérience de réalité.

Chez l'enfant on retrouve de manière peut-être encore plus marquée cette difficulté à attendre un tour de parole. On pense alors à l'angoisse d'attente évoquée par Freud, « *angoisse consistant en l'attente d'un malheur et qui est liée à la perception interne de la tentation* » (Gadeau, 1998). En effet cette attente signifie laisser du temps à l'autre pour qu'il puisse s'exprimer, ce qui peut être perçu par l'enfant comme une perte de son expression propre. L'écoute de l'autre peut être vécue comme une rupture, une perte.

« La capacité de l'enfant à anticiper – à halluciner le sein – témoigne du réglage de son temps subjectif qui se constitue, de son attente, à partir et avec le temps de l'autre. » (Rouam et al, 2000).

C'est pourquoi le rôle du psychanalyste peut être de recréer l'espace potentiel qui fait défaut à l'enfant psychotique. Cet espace potentiel étant la structure motrice de l'homme, ce qui lui permet de grandir.

C'est le lieu de rencontre du monde interpersonnel de l'individu et du monde extérieur.

Jean Pisanté dans un article original intitulé : *Lévinas - Winnicott, le rendez-vous manqué*, met en parallèle les apports de ces deux auteurs. La position de *selfobjet* du psychanalyste auprès de son patient, selon la conception de Winnicott, serait identique, pendant le temps de la relation thérapeutique, à ce que devrait être selon Lévinas la relation à l'autre.

L'espace transitionnel de Winnicott serait *« une structure interne-externe de l'individu qui recèle le secret du dépassement de soi, de la transcendance, qui est peut-être la clé de ce que Lévinas appelle « l'autrement qu'être ». »* (Pisanté, 2002).

2) Le temps comme fondement de la relation à l'autre

Pour Emmanuel Lévinas, *« le temps n'est pas le fait d'un sujet isolé et seul, mais il est la relation même du sujet avec autrui »* (Lévinas, 1979).

Dans *Le temps et l'autre*, il étudie justement cette relation de l'homme à autrui, et le lien qu'elle entretient avec le temps.

« Il est banal de dire que nous n'existons jamais au singulier. Nous sommes entourés d'êtres et de choses avec lesquels nous entretenons des relations. Par la vue, par le toucher, par la sympathie, par le travail en commun, nous sommes

avec les autres. Toutes ces relations sont transitives. Je touche un objet, je vois l'autre ; mais je ne suis pas l'autre. » (Lévinas, 1979).

Et ce chemin vers l'autre se fait grâce au temps : *« le temps n'est pas une simple expérience de la durée, mais un dynamisme qui nous mène ailleurs que vers les choses que nous possédons. Comme si dans le temps, il y avait un mouvement au-delà de ce qui est égal à nous. Le temps comme relation à l'altérité inatteignable. »* (Lévinas, 1982).

Lévinas relie aussi la notion de temps à la notion de relation à l'autre à travers le concept de totalité.

Il évoque le monde totalitaire des camps de concentration, de la fermeture, de la lutte pour le pouvoir, de la domination. *« Un univers où la pensée agrippe, univers de la « main-tenant », où se dissimule le mot de l'immédiateté : maintenant »* (Lévinas, 1961).

Lévinas souhaite pour l'homme un monde où l'individu peut accepter l'autre sans chercher à le maîtriser, un monde où la main caresse, où la relation respecte la distance interpersonnelle.

La relation à l'autre est possible si l'homme accepte de se placer dans une temporalité linéaire, sans retour, où *« le mouvement vers l'Autre ne se récupère pas dans l'identification, (...), ne revient pas à son point de départ »* (Lévinas, 1976, in Dewitte, 2002).

L'avenir est inévitable, mais il peut ne pas
avoir lieu. Dieu veille aux intervalles.

Jorge Luis Borges

III. LA NOTION DE CONTINUITÉ DU TEMPS : ASPECTS CLINIQUES, le cas d'un enfant psychotique

« A iurnata è' un muorzo »,
la journée est une bouchée.

Erri De Luca, *Montedidio*

A. LE TEMPS ET L'ENFANT PSYCHOTIQUE

Nous allons essayer de préciser la nature des troubles les plus fréquents liés au temps chez l'enfant psychotique. Il nous semble important de souligner que nous n'avons retrouvé nulle part les troubles de la structuration temporelle ou de la notion de temps, que ce soit dans les index des ouvrages de pédopsychiatrie comme d'ailleurs dans ceux concernant la psychiatrie de l'adulte.

1) La nature des troubles temporels les plus fréquents

Le questionnement par rapport au temps est très présent chez l'enfant, qu'il soit psychotique ou non.

Ainsi ce petit garçon de huit ans hospitalisé pour des troubles phobiques majeurs : *« Ce qui compte quand on est un enfant c'est le présent je pense. Peut-être plus que le futur, parce que le futur au fond on n'est pas sûr du tout que ça existe. Je sais que demain je vais me lever, voir mes copains, aller à l'école, mais après je ne sais pas. C'est les adultes, ils parlent plus du futur que du présent. »*.

Les difficultés en rapport avec le temps chez l'enfant psychotique, mais aussi d'une manière plus générale chez tout enfant présentant des troubles du développement, concernent différents domaines.

Dans un article sur les troubles de la structuration temporelle chez des enfants accueillis en Centre d'accueil thérapeutique à temps partiel, Brousse repère que les difficultés liées au temps peuvent être de deux types : celles qui concernent la chronologie, le repérage dans le temps extérieur, et celles qui concernent le temps intérieur et la gestion de ce temps.

Les premières difficultés donneront des troubles du type désorientation, les secondes des troubles du type instabilité, impulsivité, déficit d'attention.

On notera que les diagnostics retenus pour cette population d'enfants ne sont pas exclusivement du registre de la psychose, mais qu'il y a aussi des troubles névrotiques non spécifiés et un trouble du langage isolé.

On retrouve ainsi des troubles chronobiologiques avec une perturbation du rythme veille/sommeil ou du rythme alimentaire, des troubles de l'orientation temporelle ou encore des troubles du langage ; l'enfant dira facilement « c'est quand » pour « c'est où », décrira les évènements futurs comme des évènements passés, ou emploiera le mot « avant » pour dire « après » (Brousse et al, 1999).

On note également des difficultés dans les épreuves d'arrangement d'images, et une fréquente association des troubles du repérage temporel et spatial.

Une étude danoise parue en 2002 retrouve des difficultés temporelles dans le traitement d'informations impliquant la théorie de l'esprit chez des enfants et des adolescents présentant un syndrome d'Asperger.
En effet ces sujets ont besoin d'un temps beaucoup plus long que les autres pour effectuer les tâches demandées, à QI égal.
L'intérêt de cette étude réside principalement dans la constatation que les enfants autistes ont plus de difficultés, et ont besoin d'encore plus de temps pour attribuer à autrui des états mentaux que pour décoder des états physiques. Le temps serait donc spécifiquement impliqué dans la représentation des états mentaux (Kaland, 2002).
Or on a vu que la capacité à se représenter les états mentaux d'autrui, développée dans la « théorie de l'esprit », est altérée spécifiquement chez les sujets autistes ou psychotiques.

Nous avons vu également plus haut que de nombreuses études réalisées chez des enfants hyperactifs mettent en évidence un trouble spécifique de la perception du temps caractérisé par un déficit de la production de durées et de l'estimation des durées (Barkley, 2001 ; Smith, 2002 ; Toplak, 2003).
Il nous semble que ces résultats peuvent être étendus non seulement aux enfants qui présentent un trouble hyperactivité / déficit de l'attention mais aussi à ceux qui présentent seulement des symptômes d'hyperactivité. Il conviendrait cependant de réaliser le même type d'études avec une population d'enfants psychotiques.

2) Les caractéristiques du temps de l'enfant psychotique

De la même manière que l'enfant psychotique subit des angoisses de morcellement corporel et psychique, il semble avoir une perception du temps morcelée ou discontinue. Nous retrouvons ainsi cette discontinuité dans de nombreux comportements d'enfants psychotiques, et notamment dans la manière dont ils s'approchent de l'autre. En effet, nous sommes souvent surpris par la présence à côté de nous d'un de ces enfants. Il apparaît soudainement, sans qu'il y ait eu de signes annonciateurs. Chez l'enfant psychotique le temps de l'apparition et de la disparition n'est pas le même. Il n'y a pas de *« temps d'accommodation »* (André, 1999). Or ce temps de l'accommodation, cet entre-deux, entre l'absence et la présence permet de s'accoutumer à la présence de l'autre, de l'accueillir dans son altérité.

Pour Esther Bick, et à sa suite Donald Meltzer le temps de l'autiste se caractérise par un espace bidimensionnel, une circularité liés à la *« bidimensionnalité de la relation d'objet »*. Celle-ci constitue un mode de relation à l'objet superficiel, sans profondeur, réduit à des perceptions sensorielles. L'enfant reçoit en effet des stimuli sensoriels variés qu'il ne peut synthétiser. Il s'identifie alors à l'objet en surface, l'objet n'ayant, pas plus que lui, d'espace interne.

La séparation du self d'avec l'objet est insupportable, elle est vécue comme une rupture qui menace le self.

Le mécanisme d' *« identification adhésive »* décrit par E. Bick empêche alors les mécanismes de projection et donc toute communication de qualité : *« J'ai commencé à comprendre que la relation adhésive se situait « à la surface » de l'objet et était bidimensionnelle, tandis que toute séparation et toute discontinuité (dans la connaissance de l'objet par exemple) représentait la troisième dimension inconnue, la chute dans l'espace. »* (Bick, 1968).

L'absence d'objet suffisamment contenant n'a pas permis la constitution d'une « *peau psychique* » limitante et contenante autorisant la séparation et la discontinuité.

De ce fait, le temps vécu par l'enfant psychotique est circulaire puisque l'enfant ne peut concevoir et admettre ni changement ni interruption.

Du temps circulaire au temps linéaire, irréversible, toute une évolution est nécessaire que nous aborderons à travers les travaux de Geneviève Haag sur la psychose infantile.

G. Haag a en effet montré de manière très précise la progression de la perception du temps avec l'évolution de la pathologie d'un enfant autiste à partir de ce temps circulaire et jusqu'à un temps oscillant puis linéaire.

Dans la première étape de l'autisme, qu'elle nomme « état autistique réussi », le repérage temporel de l'enfant s'établit selon deux modalités :

« *Le temps unidimensionnel où l'enfant est perdu dans un accrochage extatique sur une seule modalité sensorielle ; le temps circulaire, c'est le temps de la réactualisation avec recherche d'invariants et repérage d'un minimum de cycles : « retour du même » dans les rituels.* » (Haag, 1995).

A ce stade, toute perturbation dans le déroulement des activités, dans les rituels de l'enfant est très mal supportée et peut entraîner des crises de *tantrum*. Haag reprend ici le terme de Tustin pour décrire les crises d'agitation ou de « rage-angoisse corporelles ».

Ensuite c'est l'étape de « *récupération de la première peau* » et d'accès à la « *première enveloppe circulaire* ». Elle correspondrait à l'apparition du mécanisme d'identification projective.

Ce terme d'identification projective a été introduit par M. Klein et désigne « *un mécanisme qui se traduit par des fantasmes, où le sujet introduit sa propre personne (his self) en totalité ou en partie à l'intérieur de l'objet pour lui nuire, le posséder et le contrôler* » (Laplanche, Pontalis, 1967).

Au cours de cette étape l'enfant peut accéder à un temps oscillatoire sur lequel il garde une certaine maîtrise, qui n'est pas alors complètement irréversible. Haag donne l'exemple d'un enfant de 7 ans qui affirme « quand j'aurai 2 ans ».

La troisième étape est celle de la *« phase symbiotique installée »*. La maîtrise diminue et permet l'accès au temps linéaire. L'enfant tolère mieux la séparation et accepte la notion d'écoulement inéluctable du temps.

Enfin, il accèdera peut-être à *« l'étape d'individuation »*, et à l'intégration stable d'un temps linéaire, irréversible, temps de la séparation.

3) Le lien entre le temps et les symptômes psychotiques

L'enfant psychotique sous l'emprise de son besoin d'immuabilité essaye de maîtriser le temps, de le figer. Il voudrait que le temps soit suspendu.

Bruno Bettelheim, dans *La forteresse vide* (1969), évoque ce besoin d'immuabilité de l'enfant autiste, qu'il nomme *« désir d'identité »*. Le mot d'*identité* étant ici la traduction de l'anglais *sameness*. Il pense que les enfants présentant des troubles autistiques *« se sont tellement aliénés de l'expérience du temps que seul l'espace et son vide demeurent. Ils essayent de maîtriser ceux-ci grâce à des comportements d'identité et de frontière* [boundary behavior : comportement par lequel l'enfant crée une frontière entre lui et le monde extérieur]. Or *« le temps détruit l'identité. Si l'identité doit être conservée, le temps doit s'arrêter »*.

De ce fait les expériences passées persistent comme si elles étaient actuelles, elles sont vécues au présent. L'enfant psychotique présente de fréquentes préoccupations relatives à l'écoulement du temps, il peut craindre que le temps ne lui *« échappe et que bientôt il ne [lui] restera plus de temps à vivre »* (Bettelheim, 1969).

Il ne peut pas admettre le rythme du jour et de la nuit car ce changement de l'environnement implique le concept d'un Moi persistant malgré les changements. Comme ce concept n'est pas intégré, l'enfant ne peut pas « *transférer cette constance à la succession des jours et des nuits même si leur durée se modifie* » (Bettelheim, 1969).

De ce fait il peut avoir besoin de vivre dans l'instant pour échapper à cette impression décrite par un patient de Minkowski de « *tomber à chaque nouvel instant du ciel, d'avoir le vide devant lui dans l'avenir immédiat* » (Minkowski, 1933).

Les travaux de Frances Tustin sur l'enfant autiste mettent en évidence la notion de fantasme de discontinuité. Et si Tustin ne fait pas référence à la discontinuité temporelle, il nous semble que son hypothèse peut nous permettre de comprendre l'angoisse liée à la discontinuité du temps chez l'enfant autiste.

En effet elle pense que l'enfant autiste a l'illusion d'une continuité entre son corps et l'objet, par exemple entre sa bouche et le sein à travers le mamelon.

Du fait de capacités d'élaboration et de symbolisation insuffisantes l'enfant ressent la séparation d'avec le sein de manière corporelle, comme une rupture de cette continuité. C'est la satisfaction liée à une bonne situation nourricière qui constitue un pont entre la mère et le bébé. Si ce pont n'existe pas le nourrisson supporte seul le manque qu'il vit alors comme une « *explosion corporelle* ».

Le fantasme de discontinuité entraîne l'enfant dans un « *trou noir* » persécutant, d'où ses efforts pour annuler toute séparation, tout changement (Tustin, 1972).

Didier Houzel évoque aussi cette expérience d'arrachement d'une partie de lui-même, ce fantasme d'atteinte corporelle qui correspondrait selon lui à « *l'effet traumatique d'un conflit entre pulsion et réalité extérieure, lorsque le gradient qui sépare le Self de l'objet n'a pas été façonné par des expériences de communication réussie* » (Houzel, 1995). Le terme de « gradient » utilisé par

73

Houzel renvoie à une dynamique nécessaire entre les deux pôles énergétiques que constituent le soi et l'objet afin que s'établisse une relation.

« L'altération du sentiment continu d'existence (selon Winnicott), c'est la forme temporelle du trou noir de la psyché » (Ledot, 2002).

Pour Melanie Klein l'enfant psychotique ne perçoit pas l'objet comme un objet total, mais comme un objet partiel.

Nous citerons ici la définition d'objet partiel donné par Laplanche et Pontalis : *« Objet partiel :type d'objet visé par des pulsions partielles sans que cela implique qu'une personne, dans son ensemble, soit prise comme un objet d'amour. Il s'agit principalement de parties du corps, réelles ou fantasmées (sein, fèces, pénis), et de leurs équivalents symboliques. Même une personne peut s'identifier ou être identifiée à un objet partiel. »* (Laplanche, Pontalis, 1967).

Le prototype d'objet partiel est le sein maternel que l'enfant, au cours du développement normal des premiers mois, perçoit comme distinct de l'ensemble homogène que serait la mère. Or le sein est à la fois rassurant, bienveillant lorsqu'il apporte la satisfaction, et menaçant lorsqu'il est frustrant. C'est pourquoi l'enfant se protège de l'angoisse liée à la composante persécutrice par le mécanisme de défense que constitue le *« clivage »*, en séparant l'objet en deux parties distinctes, le « bon » objet et le « mauvais » objet. Il se protège de la même manière de ses pulsions destructrices. En effet, le clivage de l'objet est corrélé au clivage du moi en « bon » et « mauvais » moi (Klein, 1974).

Pour M. Klein, ces mécanismes seraient présents dans le développement normal de l'enfant au cours des quatre premiers mois, et seraient caractéristiques de la position schizoparanoïde. Ils persisteraient cependant chez l'enfant psychotique. Et c'est la prise en compte de la temporalité qui permettrait ensuite à l'enfant de lier ensemble bonnes et mauvaises expériences dans une continuité temporelle et de se constituer un moi homogène et stable dans le temps. M. Klein fait l'hypothèse que le sens de l'intériorité découle de la perception du temps.

Nous pouvons ainsi supposer que le besoin d'emprise sur le temps, le besoin de figer le temps est un moyen de supprimer la discontinuité que perçoit l'enfant psychotique, et par là d'éviter l'expérience d'arrachement corporel.

B. EXPOSÉ DU CAS CLINIQUE

> *Tout c'qu'on fait dans un seul jour !*
> *Et comme on allonge le temps !*
> *Plus d'trois fois, dans un seul jour,*
> *Content, pas content, content.*

George Brassens, *La marine*

Nous avons choisi de présenter de manière détaillée le cas particulier d'un enfant qui nous a permis de réfléchir et de questionner la perception du temps, apportant ainsi des éléments utiles à la prise en charge de cet enfant mais utiles aussi plus largement à notre connaissance de la psychiatrie.

Nous allons dès lors parler de Jacques, un garçon de 8 ans suivi en hôpital de jour pour une dysharmonie psychotique avec instabilité psychomotrice. Nous l'avons rencontré dans le cadre de notre internat au début de sa deuxième année à l'hôpital de jour et suivi pendant toute une année.

1) Antécédents et éléments biographiques

Jacques a 8 ans, il est né dans l'Ouest de la France en 1996.

Sa mère est enseignante, elle n'exerce pas actuellement d'activité professionnelle. Son père est militaire de carrière et soumis à de fréquentes mutations. De ce fait, la famille est amenée à déménager souvent ce qui aura, nous le verrons, des répercussions sur les troubles de Jacques.

Jacques est le deuxième d'une fratrie de quatre enfants :

• Louise, née prématurément au terme de sept mois et demi de grossesse, est l'aînée. Elle a 10 ans. Qualifiée de précoce elle a été dispensée de la classe de CP.

• Jacques.

• Paul a 5 ans.

• Mélanie a 4 ans. Comme Louise et Paul elle a un développement psychoaffectif tout à fait satisfaisant.

En ce qui concerne le déroulement de la grossesse, aucun élément particulier n'est évoqué au cours des multiples entretiens familiaux. La naissance de Jacques a lieu à terme.

Sur le plan des antécédents familiaux, on note l'absence d'antécédents psychiatriques patents dans la famille et concernant la mère, une grossesse extra-utérine et une fausse couche avant la grossesse de Jacques.

Concernant les antécédents somatiques personnels de Jacques, on retrouve une microcéphalie postnatale sans autre signe dysmorphique puis dans la toute petite enfance une pneumopathie et plusieurs épisodes de convulsions hyperthermiques (trois épisodes entre dix-huit mois et trois ans).

Le développement psychomoteur a été perturbé dès les premières semaines, Jacques présentant des signes évocateurs d'autisme.
La plupart des acquisitions se feront pourtant, malgré un certain retard entraînant un développement dysharmonique :

La tenue assise a été acquise vers 9 mois.

Jacques a commencé à marcher vers 16 mois mais une chute de sa hauteur avec fracture du poignet aurait interrompu ses progrès. Il a finalement marché vers 23 mois.

Il a commencé à parler sans le passage par l'étape de lallation. Les cris étaient fréquents et inhabituels. Mais il a finalement acquis un bon niveau de langage avec des mots et des phrases compréhensibles dès l'âge de trois ans.

En ce qui concerne la propreté, le contrôle diurne de la vessie a été acquis tardivement au cours de l'année de moyenne section de maternelle. Quant à la propreté nocturne, Jacques présente encore à 7 ans ½ des épisodes hebdomadaires d'énurésie nocturne. Le contrôle diurne des selles a été acquis vers 5 ans et la continence nocturne vers 6 ans ½ seulement. En effet il a persisté longtemps une encoprésie associée à un phénomène de rétention majeur nécessitant l'usage régulier de laxatifs.

Jacques a présenté des troubles de l'alimentation avec des régurgitations ainsi qu'un épisode d'anorexie totale vers l'âge de six mois. Cet épisode est rapporté par la mère qui l'associe à un souvenir très angoissant, mais il n'a duré en fait que vingt-quatre heures.

En ce qui concerne le sommeil la mère note des troubles de l'endormissement qui sont apparus vers l'âge de trois ans et un sommeil « agité ».

2) Histoire de la maladie

De la naissance à 4 mois ½ Jacques est décrit par sa mère comme un bébé « amorphe », très indifférent, qui ne souriait jamais. Il ne répondait pas à ses sollicitations notamment en ce qui concerne les jeux tels que les « guilis » ou « la petite bête qui monte ». Au cours de la visite systématique du 3ème mois le pédiatre aurait noté une absence de réaction aux stimuli sonores. L'hypothèse d'une surdité est évoquée mais aucun bilan n'est pratiqué à ce moment-là.

Ensuite la famille déménage en Allemagne et y reste jusqu'à ce que Jacques ait 3 ans. Pendant cette période Jacques a été hospitalisé à plusieurs reprises sans que sa mère puisse rester avec lui. En effet le père s'absentait pendant de longues périodes pour son travail ce qui obligeait la mère à rester à la maison pour s'occuper de sa fille. Jacques a ainsi été confronté à un univers d'autant plus étrange qu'on y parlait une langue qu'il ne comprenait pas et que sa mère ne parlait pas.

La première hospitalisation a eu lieu lorsque Jacques avait 16 mois suite à une chute de sa hauteur.

Puis il y a eu trois hospitalisations successives entre dix-huit mois et trois ans pour une pneumopathie et plusieurs épisodes de convulsions hyperthermiques.

La neurologue qui suivait Jacques aurait constaté un retard de développement psychomoteur et proposé de réaliser un électroencéphalogramme. Cet examen s'est avéré difficilement interprétable du fait de l'instabilité motrice de Jacques mais n'a pas donné lieu à la prescription d'un traitement anticonvulsivant au long cours.

Pour les parents l'inquiétude de la neurologue allemande s'expliquait par la différence de langue et de culture. Ils ont cependant observé un changement radical dans le comportement de Jacques à la suite de la première hospitalisation, puis des suivantes. Ils ont noté que l'agitation de Jacques qui aurait débuté avec la locomotion s'accentuait après chaque hospitalisation.

Jusque là il ne réagissait pas au monde extérieur, ne sollicitait pas l'autre, présentait une raideur au contact.

À la suite de la première hospitalisation, les parents ont constaté que Jacques commençait à présenter des troubles du comportement de type hyperactivité nécessitant une surveillance permanente. Par exemple, il a un jour quitté le jardin d'enfants sans attendre sa mère pour rentrer seul à la maison. Sa mère le décrit ainsi : « Il était ingérable, démontait la maison, il n'y avait rien à faire pour le contenir ». Les parents ont également noté une accentuation des troubles de l'attention. Jacques avait un sommeil agité.

Il avait de nouveaux intérêts restreints et stéréotypés comme les clés, les voitures, les phénomènes mécaniques.

En ce qui concerne la socialisation, Jacques allait une à deux demi-journées par semaine au jardin d'enfants francophone.

L'essai à l'école maternelle allemande où allait sa sœur aînée s'est avéré être un échec notamment en raison de la propreté et des troubles du comportement.

Il a donc été scolarisé tardivement, vers quatre ans, lors du retour en France. La grande tolérance du milieu scolaire a permis son maintien à l'école malgré de gros troubles de l'attention et des difficultés à entrer en relation avec autrui. En effet c'est à cet âge-là que Jacques a présenté les troubles les plus sévères. Il n'avait aucune activité, ne jouait pas, était indifférent à ce qui l'entourait. Il présentait de plus des stéréotypies motrices de type balancements ou battements des bras.

La mère se disait alors complètement dépassée par le comportement de Jacques et par leur relation. Elle observait que Jacques refusait le contact physique, « il avait horreur qu'on le touche, c'était impossible de le câliner ». Il n'entrait en relation que par le langage et n'exprimait pas d'émotions. De plus, l'encoprésie persistante provoquait de fréquents conflits entre Jacques et sa mère.

Une consultation au Centre Médico-Psychologique du secteur a eu lieu à la demande de la mère en mars 2000. Jacques a alors 4 ans.

Un bilan a été pratiqué comportant sur le plan somatique un électroencéphalogramme de sieste ainsi qu'un audiogramme. Ces deux examens se sont avérés normaux. Les tests psychologiques ont mis en évidence un trouble de la personnalité et des troubles cognitifs non précisés.

Le bilan psychomoteur a révélé un développement dysharmonique. L'équilibre dynamique était de bonne qualité alors que l'équilibre statique était instable. Enfin, malgré des réponses difficilement cotables du fait de l'hyperkinésie et des angoisses massives, il existait manifestement une persistance de l'exploration sensori-motrice et un retard sur le plan du graphisme.

Le diagnostic évoqué était celui de dysharmonie évolutive.

Jacques a alors été pris en charge dans un petit groupe de psychomotricité jusqu'en juin 2001. Son comportement y était qualifié de « très étrange », à la fois en retrait et hyper vigilant. Jacques présentait notamment une agitation psychomotrice et faisait de fréquents bruits de rots et de pets intempestifs. Ses émotions « transparaissaient difficilement ».

L'hyperkinésie alternait avec des moments de repli et de terreur, il était alors figé, hors du jeu. Il était l'objet de peurs qu'il ne pouvait nommer, notamment en fin de séance. Un cadre thérapeutique très solide a pourtant permis à Jacques de mieux accepter les règles et de participer avec les autres.

Au mois d'août 2001 la famille déménage à nouveau, en Provence cette fois. Les parents ont consulté aussitôt à Marseille dans le service universitaire de pédopsychiatrie où ils sont reçus par le chef de service. Celui-ci adresse Jacques à l'hôpital de jour de son secteur pour une admission. Le diagnostic évoqué était celui de dysharmonie psychotique avec instabilité psychomotrice et retard dans les acquisitions scolaires.

Lors du premier entretien à l'hôpital de jour, en janvier 2002, le pédopsychiatre de l'hôpital de jour reçoit Jacques avec sa mère. Jacques va avoir six ans.

Il est spontané, recherche la relation à l'autre, mais son contact est rapidement envahissant, et très vite interrompu par une impulsivité motrice.

La communication se fait essentiellement par l'intermédiaire de multiples questions que Jacques adresse à l'autre. Son niveau de langage est bon.

Les phrases sont courtes, porteuses de sens, mais le débit verbal est si rapide que les mots se télescopent rendant parfois le discours difficile à comprendre.

Les capacités d'écoute et d'attention sont réelles mais semblent perturbées par une anxiété importante.

Le comportement est dominé par l'instabilité et les phénomènes de débordement. Les fugues sont fréquentes, marquées par une attitude mégalomaniaque et une prise de risques. Jacques se met en danger. Il peut par exemple prendre les clés de la voiture et la démarrer seul, ou encore élargir sans cesse le périmètre de ses fugues incluant des lieux dangereux tels un chantier ou un club équestre.

D'après les parents la socialisation était difficile, surtout avec les autres enfants, marquée par une agressivité diffuse et des crises de colère avec conduites impulsives.

Sur le plan scolaire l'école préconisait une deuxième année de grande section de maternelle.

Pourtant, à l'issue de cet entretien l'admission à l'hôpital de jour ne s'est pas faite immédiatement en raison notamment de l'hétérogénéité des symptômes, des bonnes capacités langagières et du contact.

Le pédopsychiatre demande un bilan complémentaire et adresse Jacques en neuropédiatrie pour un bilan complet :

L'examen neurologique est normal et aucun élément ne motive la réalisation d'une imagerie cérébrale.

La consultation génétique met en évidence une microcéphalie post natale sans autre signe dysmorphique, un caryotype sans particularités ; la recherche d'un syndrome de l'X fragile est négative. Nous notons qu'aucun des examens pratiqués actuellement dans le cadre de la recherche d'une étiologie organique de l'autisme n'a été réalisé. En particulier il n'y a pas eu de dosage des monoamines (sérotonine, noradrénaline, dopamine) et des opioïdes dont le taux serait augmenté chez les patients autistes (Tordjman, 1996).

Le bilan neuropsychologique montre une impulsivité d'action rendant la passation des épreuves difficiles. Jacques parvient à maintenir son attention quelques minutes mais se fatigue très vite. Il présente des persévérations, des difficultés de contrôle visuo-moteur, un manque de structuration de la personnalité non précisé.

On regrettera qu'une cotation précise du WISC-III n'ait pas été possible du fait de l'instabilité.

Au total, l'évaluation de ses réelles capacités intellectuelles n'a pas été possible mais le bilan semble en faveur d'un « trouble de la personnalité plutôt que d'un déficit cognitif ».

Jacques a bénéficié ensuite dans le service de pédopsychiatrie d'une évaluation psychomotrice qui a mis en évidence une dysharmonie avec de bonnes coordinations dynamiques, mais un contrôle postural fragile et un retard dans l'organisation spatiale ainsi que dans les épreuves nécessitant une précision gestuelle et une coordination fine des mouvements.

Le schéma corporel est acquis sur le plan verbal, Jacques connaît les différentes parties du corps et peut les nommer facilement mais l'image corporelle n'est pas intériorisée.

Ainsi quand on demande à Jacques de se dessiner il trace un rond mal fermé avec deux points pour les yeux et un point pour la bouche. L'enveloppe corporelle semble fragile et ne constitue pas un élément rassurant pour Jacques qui n'a pu effectuer certaines tâches trop angoissantes pour lui comme l'imitation en face à face, ou l'immobilité.

L'évaluation précise des repères temporels n'a pas été possible du fait de l'angoisse suscitée et de l'instabilité.

Le bilan est évocateur de la dyspraxie décrite par Gibello dans la dysharmonie cognitive. Ainsi l'échec aux épreuves d'imitation de gestes et d'exécution de gestes décrits confirme la mauvaise connaissance du schéma corporel liée à « *la perturbation de l'exécution des gestes bilatéraux asymétriques nécessitant une coordination dans le temps* » (Gibello, 1976).

Jacques a également bénéficié d'un bilan scolaire qui montre un retard dans les acquisitions avec une adhérence aux idées, ainsi qu'une mauvaise représentation de la durée alors que Jacques ne semble pas présenter de déficit intellectuel. Le maintien en grande section de maternelle était évoqué.

À la suite de ces évaluations et après plusieurs entretiens avec les parents Jacques a été admis à l'hôpital de jour en mars 2002. Il a 6 ans.

3) Présentation et évolution à l'hôpital de jour

Nous rencontrons Jacques à l'hôpital de jour à partir de mai 2003 soit un an après son admission.

C'est alors un enfant sympathique qui recherche les interactions, mais davantage avec l'adulte qu'avec ses pairs.

Il possède un bon niveau de langage et l'utilise de manière adéquate pour communiquer.

Jacques présente néanmoins des troubles du comportement de type agitation, impulsivité, agressivité verbale majeure, dominés par l'instabilité et les phénomènes de débordement. Il est en perpétuel mouvement et échappe souvent à la surveillance.

Les échanges sont marqués par une toute-puissance infantile. Il est intolérant à la frustration, à l'attente, il a du mal à s'adapter aux rythmes de l'hôpital de jour. Il évite les situations d'échec mais ne supporte pas les tâches trop faciles.

Sur le plan affectif il existe une anxiété importante, quasi permanente, avec une labilité émotionnelle et des affects peu investis, peu authentiques. Il sourit rarement, son visage est lisse et figé. Ses relations avec ses pairs sont difficiles, il manque d'empathie et de compréhension d'autrui. Il prend peu plaisir aux jeux et sollicite l'adulte dans un échange captatif.

On constate rapidement l'existence d'un « noyau psychotique » marqué par la présence d'une angoisse d'anéantissement et de morcellement, d'une incapacité à distinguer le soi et le non-soi, d'une intolérance au changement et la prévalence des processus primaires sans investissement du temps et/ou de l'espace. En outre, l'affect doit être évacué immédiatement sinon le risque d'anéantissement entraîne un mécanisme défensif de décharge motrice externe (Marcelli, 1982). On constate par exemple l'existence d'un mode identificatoire de type « identification adhésive » qui consiste à *« s'attribuer le fonctionnement de l'autre sans le reconnaître dans son existence propre et sans mettre en œuvre les fonctions du Moi »* (Ferrari, Epelbaum, 1993). C'est ce mécanisme qui conduit Jacques à « coller » l'autre comme s'il faisait partie de lui-même.

Il faut cependant noter, et bien que ces éléments soient rarement présents chez un enfant de cet âge, qu'il ne présente pas d'idées délirantes ni d'hallucinations.

c. DISCUSSION DIAGNOSTIQUE

— Je ne sais pas ce qu'est le destin.
— Je vais te le dire. C'est simplement la
forme accélérée du temps. C'est épouvantable.

Jean Giraudoux

Le diagnostic posé pour Jacques a toujours été celui de dysharmonie évolutive ou dysharmonie psychotique, en référence à la classification française. Rétrospectivement il nous semble pourtant que l'on peut faire deux diagnostics successifs, celui d'autisme particulièrement évident vers l'âge de 4 ans et celui de dysharmonie psychotique, actuellement, toujours en référence à la classification française.

Cette hypothèse ne vaut que si, comme nous l'avons évoqué plus haut, nous admettons l'existence d'un continuum entre autisme et psychose.

1) Diagnostics évoqués

a. L'autisme

Selon la Classification Française des Troubles Mentaux de l'Enfant et de l'Adolescent, la CFTMEA R 2000, il nous semble que le diagnostic d'autisme infantile précoce-type Kanner ne serait pas retenu.

En effet certains éléments seulement pourraient entrer dans ce cadre.

Parmi ceux-ci on retrouve un début des troubles très précoce : Jacques était un bébé « trop calme » qui présentait un évitement ou une fuite du regard, une altération dans l'utilisation de la mimique faciale, une indifférence aux personnes. Il montrait un évitement et un retrait relationnel, une pseudo-surdité.

Ses premières émissions vocales étaient altérées puisque la mère note que Jacques faisait des cris « bizarres » au lieu de la lallation.

Ensuite, au cours de la toute petite enfance, avant 5 ans, Jacques présentait des symptômes autistiques très évocateurs.

Il avait des intérêts stéréotypés et restreints tels que les clés ou les voitures. Il présentait également des stéréotypies motrices tels que des battements des bras ou des balancements majorés par les contrariétés.

Il était, et reste très intolérant au changement, chaque modification de son environnement provoquant des colères et un épisode d'énurésie nocturne. Il recherche l'immuabilité vérifiant sans cesse le contenu de ses poches pour s'assurer que rien ne manque.

En revanche il existe d'autres éléments importants qui excluent ce diagnostic : Jacques possède un bon niveau de langage ainsi que des capacités d'interactions sociales et de communication réelles à défaut d'être de bonne qualité. Enfin il semble y avoir actuellement peu de comportements répétitifs et stéréotypés.

Cependant si l'on utilise le DSM IV les critères diagnostiques de trouble envahissant du développement de type trouble autistique (F84.0) nous semblent remplis :

Il existe une « *altération qualitative des relations sociales avec une altération marquée dans l'utilisation, pour réguler les interactions sociales, (...), de la mimique faciale, (...), des gestes, [voire] du contact oculaire* ». Jacques sourit rarement, son visage semble lisse et figé ; le contact corporel se limite bien souvent à la main ; le contact oculaire est possible et fréquent mais reste superficiel, fuyant.

Jusqu'à l'âge de 6 ans Jacques a présenté une « *incapacité ...à établir des relations avec les pairs* ». D'après sa mère il ne jouait jamais avec ses frères et sœurs, ou avec d'autres enfants. Il n'avait aucune activité, restait assis dans une pièce sans rien faire. Il était indifférent à ce qui se passait autour de lui.

Actuellement Jacques présente toujours des difficultés dans les relations avec ses pairs et recherche plutôt l'interaction avec l'adulte.

En ce qui concerne le « *manque de réciprocité sociale ou émotionnelle* » Jacques a évolué mais vers 4-5 ans il n'exprimait pas ses émotions, ni verbalement ni par le biais des expressions faciales.

Par exemple, au cours de sa première fête d'anniversaire avec des camarades, sa mère rapporte qu'il est resté complètement indifférent, ne semblant ni triste ni joyeux. Aujourd'hui l'expression de ses émotions commence à apparaître même si elle est encore en « tout ou rien ». Il est plus affectueux aussi, accepte les câlins, et fait parfois des bisous à sa mère.

L'« *altération qualitative de la communication* » existe mais doit être nuancée par rapport aux critères stricts. Jacques a des difficultés « *à soutenir une conversation avec autrui* » dans la mesure où l'adulte suggère un sujet de conversation qui n'est pas directement une question ou une demande. Il peut s'intéresser aux activités d'autrui mais difficilement aux pensées ou aux sentiments d'autrui. On pourrait donc dire que Jacques n'a pas de capacité de « *métareprésentation* », c'est-à-dire de capacité à se représenter les états mentaux ou représentations mentales d'autrui (Leslie, 1987).

Jacques ne possède pas « *un jeu de faire semblant varié et spontané* ». Nous noterons ici que l'absence de « faire semblant » est considéré par de nombreux auteurs comme l'un des signes les plus évocateurs, quasi pathognomonique, d'autisme (Leslie, 1987 ; Vidal, Guillemot, 1996).

Avec l'attention conjointe et la désignation, ces trois activités qui apparaissent dans le développement normal vers l'âge de 6 à 18 mois aboutissent à la faculté de l'enfant d'avoir une « théorie de l'esprit » (Vidal, Guillemot, 1995). Or Jacques ne possède véritablement aucune de ces trois activités.

En outre, le *« caractère restreint, répétitif et stéréotypé (...) des intérêts et des activités »* est notable. Jacques présente notamment une *« préoccupation circonscrite à un ou plusieurs centres d'intérêts stéréotypés et restreints »*, anormale surtout dans son intensité. Il s'intéresse particulièrement aux clés, aux voitures ou aux vélos. Mais surtout il peut s'investir soudainement dans une activité de manière intensive et prolongée avant d'en changer brusquement.

Le début des troubles est précoce, bien avant 3 ans, sans intervalle libre, tant dans le domaine des interactions sociales que du jeu symbolique ou d'imagination.

Enfin, *« la perturbation n'est pas mieux expliquée par le diagnostic de syndrome de Rett ou de trouble désintégratif de l'enfance »*. En effet le début des troubles de Jacques est précoce, avant quatre mois, ce qui exclut ces deux diagnostics qui stipulent un intervalle libre avec une période de développement normal.

En outre, et bien que cela ne fasse pas partie des critères diagnostiques, le bilan génétique, bien qu'aspécifique, retrouve une microcéphalie qui serait associée à une fréquence plus grande d'autisme (Fombonne, 1999).

Les nuances que nous apportons cependant à ce diagnostic nous semblent pouvoir être expliquées par l'évolution favorable de Jacques. Cette évolution relevant à la fois de l'évolution spontanée du trouble autistique dont les symptômes sont le plus marqués autour de 4-5 ans, et de l'évolution liée à la prise en charge thérapeutique.

Nous pouvons aussi nous référer à la synthèse faite par Aussilloux et Misès (1997) qui constate que l'isolement de l'enfant autiste, très flagrant vers l'âge de 4 ans, se modifie peu à peu et permet des liens d'attachement différencié avec l'adulte et de meilleures interactions avec ses pairs. Selon Wing et Atwood, cités dans cet article, l'enfant peut même être à l'origine des interactions bien que de manière atypique.

Cette hypothèse est reprise dans le chapitre consacré à l'évolution du trouble autistique de *Autisme et communication*. Les études citées montrent en effet une atténuation des troubles du comportement et notamment de l'hyperactivité ainsi que de la position d'isolement (Aussilloux et al., 2004).

L'évolution favorable est également intégrée dans le DSM-IV notamment lorsque les capacités de langage sont bonnes.

Nous notons ici que la passation de l'Interview pour le Diagnostic de l'Autisme-R (ADI-R) auprès de la mère confirme l'évolution favorable.

Cette échelle permet une évaluation diagnostique de tous les sujets depuis l'âge de 2 ans et jusqu'à l'âge adulte (Aussilloux, 1995), y compris en cas de déficit intellectuel. Elle a en effet été validée par plusieurs études, dont la plus récente porte sur 184 enfants présentant un retard mental. Les résultats confirment que l'ADI-R est un bon outil pour évaluer un trouble autistique ou un trouble envahissant du développement (de Bilt, 2004).

En ce qui concerne Jacques, elle met en évidence un diagnostic d'autisme infantile actuellement absent avec deux des trois aires seulement au-dessus du score seuil alors que vers l'âge de 4-5 ans les scores auraient validé le diagnostic. Il convient cependant de prendre en considération le biais intrinsèque de cette épreuve fondée sur l'observation subjective des parents. En l'occurrence l'observation de la mère nous semble « surévaluer » les compétences de Jacques.

On aurait pu enfin évoquer le diagnostic de syndrome d'Asperger en raison de l'absence de retard de langage, Jacques ayant utilisé des mots vers l'âge de 2 ans et des phrases vers 3 ans. Cependant il nous semble que ce diagnostic ne convient pas en raison de l'existence *« au cours de l'enfance, ..., de retard significatif sur le plan clinique, ..., du comportement adaptatif et de la curiosité pour l'environnement »*. D'autant que Jacques ne présente aucune compétence particulière dans le domaine de la mémoire, du calcul, ou sur le plan artistique.

b. Le déficit de l'attention/hyperactivité

Bien que Jacques remplisse quasiment tous les critères diagnostiques de ce trouble (inattention, hyperactivité, impulsivité) ce diagnostic ne peut être porté car les symptômes surviennent au cours d'un trouble psychotique.

c. Trouble réactionnel de l'attachement de la première ou de la deuxième enfance

En faveur de ce diagnostic nous pourrions retenir essentiellement le contexte familial de déménagements fréquents et la probabilité d'une dépression maternelle lors de la toute petite enfance de Jacques. Cette dépression a notamment pu être importante au moment des hospitalisations de Jacques en Allemagne. En effet les hospitalisations itératives ont engendré à une séparation mère-fils ainsi qu'une inquiétude quant au pronostic vital. Cette inquiétude n'a pu être vraiment parlée du fait de la langue et n'a donc probablement pas, ou pas suffisamment, été élaborée.

Il est de ce fait possible qu'il y ait eu une *« négligence des besoins émotionnels élémentaires »* entraînant une mauvaise qualité des liens d'attachement.

Cependant s'il existe chez Jacques des perturbations du mode de relation sociale, elles ne nous semblent pas correspondre à celles décrites dans le DSM IV pour le trouble de l'attachement. Ainsi Jacques ne présente ni cette alternance de *« tentatives d'approche, réactions de fuite et refus de se laisser consoler »*, ni une *« vigilance glacée »*.

Le type désinhibé marqué par *« une sociabilité indifférenciée et une incapacité à faire preuve d'attachements sélectifs »* ne convient pas davantage.

En outre, dans cette hypothèse, les troubles auraient dû s'amender après la période de dépression de la mère, ce qui n'a pas été le cas.

Enfin, la présence de critères d'un trouble envahissant du développement exclut ce diagnostic.

2) Diagnostic retenu

a. La dysharmonie psychotique

Pour définir les troubles de Jacques la classification française nous semble la mieux adaptée et le diagnostic que nous avons retenu est celui de dysharmonie psychotique (1.04). Nous utiliserons les critères de la CFTMEA R 2000, entre guillemets et en italique.

Tout d'abord, bien que les troubles semblent être apparus précocement – avant un an, leur expression a été véritablement *« manifeste à partir de l'âge de 3 ans »*.

La symptomatologie de Jacques *« se modifie en cours d'évolution »* et correspond aux motifs de consultation cités : *« manifestations comportementales »*, *« instabilité »*, *« dysharmonie dans l'émergence du langage et de la psychomotricité sans que le déficit intellectuel mesuré aux tests occupe une place centrale »*, *« difficultés d'apprentissage »*.

En effet, Jacques a présenté des troubles du comportement très précoces, et notamment une instabilité perturbant les activités, dès la maternelle.

Sur le plan psychomoteur on a retrouvé une dysharmonie associant instabilité et dyspraxie. L'instabilité se manifeste par une très grande difficulté à maintenir son corps à la même place, son attention sur le même sujet, à se concentrer sur une activité. La dyspraxie est caractérisée par une mauvaise coordination des gestes fins, un échec aux épreuves d'imitation de gestes, une mauvaise connaissance du schéma corporel.

Le fonctionnement psychique de Jacques présente des traits et des mécanismes de la série psychotique tels qu'une *« mauvaise organisation du sentiment de soi et des rapports avec la réalité »* et une *« tendance au débordement de la pensée par des affects et des représentations d'une extrême crudité »*. Cela se traduit par l'instabilité psychomotrice de Jacques, son intolérance à la frustration, ses colères explosives et déstructurantes.

Certains aspects du développement de Jacques évoquent des éléments symbiotiques que Margaret Mahler distingue des aspects autistiques et a décrit dans le *syndrome symbiotique*.

Il présente notamment des réactions disproportionnées aux échecs mineurs, particulièrement notables au cours de la période « des expériences ». Il a ainsi abandonné la marche après une chute alors qu'il avait fait ses premiers pas tout à fait normalement.

Jacques est aussi l'objet de nombreuses angoisses. On retrouve une angoisse de néantisation s'exprimant dans son incapacité à rester immobile, dans sa fuite en avant perpétuelle ; une angoisse de morcellement décrite par Winnicott comme l'une des angoisses primitives, et que l'on peut reconnaître dans le besoin de maîtrise de Jacques, dans le phénomène de rétention des selles, dans le caractère figé du visage, dans le refus du contact corporel avec autrui ; une angoisse de séparation se manifestant à la fin des activités par une difficulté à s'arrêter, à quitter un lieu.

On peut encore supposer que Jacques lutte contre ce que Didier Houzel nomme des angoisses de précipitation et qui résulteraient du gradient d'énergie évoqué plus haut. Ainsi, « *toute relation d'objet suppose un gradient d'énergie psychique entre le Self et l'objet. Le gradient d'énergie qui se crée entre l'enfant et sa mère du fait de la césure de la naissance serait ressenti en première intention comme un précipice infranchissable et en même temps attirant jusqu'au vertige.* » (Mazet, Houzel et al., 2000).

Les interactions de Jacques avec autrui sont marquées par la « *dominante d'une relation duelle avec incapacité d'accès aux conflits et aux modes d'identification les plus évolués* » et il existe une « *prédominance de positions et d'intérêts très primitifs* ».

Enfin, d'un point de vue plus favorable « *les capacités d'adaptation et de contrôle assurent une protection* [partielle] *contre les risques de désorganisation* », et permettent la relation à l'autre ainsi que l'effet bénéfique de l'étayage.

Au-delà de la classification il nous semble que ce diagnostic présente un intérêt sur le plan psychopathologique. En effet le concept de « dysharmonie psychotique » proposé par Roger Misès et décrit par lui notamment dans le *Nouveau Traité de psychiatrie de l'enfant et de l'adolescent* nous semble convenir pour plusieurs raisons.

Misès évoque des difficultés d'étayage qui peuvent être en rapport avec une « *dissociation familiale* » liée notamment chez Jacques aux absences prolongées de son père. Cette faiblesse de l'étayage peut aussi être en rapport avec des hospitalisations. Or Jacques en a subi trois en deux ans, en milieu germanophone et sans la présence de sa mère. Cette discontinuité forcée des soins maternels ayant pu être aggravée par une difficulté de la mère à investir un bébé « bizarre », et à s'adapter à ses modalités d'interaction particulières.
Pourtant ce bébé à risque de troubles sévères du développement n'a pas développé une forme grave de cette pathologie. Il a pu mettre en place des mécanismes d'adaptation qui le protègent des risques de débordement.

Cependant ces mécanismes adaptatifs font ensuite « *obstacle aux mouvements intégratifs* ».
Le processus de séparation-individuation décrit par Margaret Mahler ne s'est déroulé que partiellement, d'où une notion fragile de la permanence du moi.
Selon R. Misès toujours, la « *problématique de l'absence occupe une place centrale* » chez ces enfants et l'histoire et les symptômes de Jacques reflètent bien cette problématique.
Les limites de son Moi sont floues et fragiles. Monde externe et monde interne sont en partie confondus chez Jacques. L'image qu'il a du corps reste imprécise ; les expériences sensorimotrices sont mal intégrées.
Cette fragilité pérennise le Moi idéal de la toute-puissance ainsi qu'un sentiment de vide et de non-valeur.

En parallèle et malgré l'absence de tests cognitifs objectifs, il nous semble que nous pouvons évoquer le diagnostic de dysharmonie cognitive décrit en 1976 par Gibello.

En effet ce diagnostic repose sur un triptyque symptomatique associant dysgnosie, dyspraxie et dyschronie.

Nous avons déjà mis en évidence la dyspraxie particulièrement évidente sur le plan psychomoteur. La dysgnosie apparaît dans l'anamnèse avec des troubles du comportement retentissant sur la scolarité, un retard d'apprentissage de l'écriture, des difficultés dans l'élaboration de la pensée logique.

La dyschronie quant à elle est tout à fait caractéristique. Elle se caractérise par une instabilité tant motrice qu'affective, des difficultés scolaires précoces dès la maternelle, un QI normal et un mode de pensée pré-opératoire, intuitif, avec des repères instables. Enfin, il existe une incapacité à se situer dans le temps, à avoir des repères chronologiques concernant les évènements de vie, à apprécier correctement les durées.

b. Le multiplex developmental disorder

En ce qui concerne les classifications internationales le diagnostic de dysharmonie psychotique peut être rapproché d'un ensemble de symptômes décrit par le Yale Child Study Center, le « Multiplex Developmental Disorder » (MDD), que l'on peut traduire par « troubles complexes et multiples du développement » (Towbin et al., 1993 ; Volkmar, Klin et Cohen, 1997 in Tordjman et al, 1997). Ce « syndrome » sera probablement intégré à la prochaine version du Diagnostic and Statistical Manual (DSM V).

En 1993, Towbin et al. ont cherché à définir et valider un critère diagnostique pour des troubles précoces et chroniques de la régulation des affects, des relations sociales et de la pensée. (Towbin, 1993).

Le MDD a ainsi été mis en évidence afin d'expliquer le très grand nombre d'enfants qui présentaient des troubles précoces, sévères et durables de la socialisation mais ne remplissaient pas les critères d'autisme, ni ceux de schizophrénie précoce ou de « syndrome borderline de l'enfance». Ces enfants se retrouvaient donc tous classés dans la catégorie « trouble envahissant du développement non spécifié » ou bien se voyaient attribués une association de plusieurs diagnostiques, tels que trouble hyperactivité / déficit de l'attention, dépression psychotique, trouble bipolaire et trouble envahissant du développement non spécifié (Towbin et al., 1993 ; Klin et al., 1995).

Le MDD pourrait être aussi l'évolution du diagnostic d'état limite de l'enfant ou « childhood borderline syndrome » (Klin et al., 1995 ; Ad-Dab'bagh, 2001).

Les critères diagnostiques suivants cités en italique sont la traduction des critères de Volkmar, Klin et Cohen, issue de l'article de Tordjman et al. (1997).

Parmi les critères présents chez Jacques on retrouve une altération de *« la régulation de l'état affectif et de l'anxiété »* avec une *« anxiété ou tension intense généralisée »*, des *« épisodes de panique récurrents »*, des *« épisodes de désorganisation du comportement ponctués par des conduites nettement immatures, ou violentes »*, une *« variabilité émotionnelle étendue et significative »*.

A l'instar des enfants décrits par Klin, il présente en effet des difficultés à comprendre le lien entre ce qu'il vit et ses émotions, à comprendre pourquoi il se sent parfois triste ou angoissé. Il peut encore moins faire comprendre aux autres ce qu'il ressent. En outre, le développement du sens de soi a été discontinu et morcelé, d'où une déstructuration liée à l'angoisse (Klin et al., 1995).

Le comportement social de Jacques est altéré avec des « *relations avec les pairs fortement altérées* », des « *troubles marqués des liens affectifs* », une « *limitation profonde des capacités d'empathie ou de la compréhension exacte des affects d'autrui* ».

Il existe une « *altération du processus cognitif* » se manifestant par des « *intrusions soudaines dans le processus de pensée normale* », une « *perplexité et une confusion* », des « *fantasmes d'omnipotence* ».

Enfin, comme nous l'avons vu « *le syndrome apparaît lors des premières années de vie* » et « *l'enfant n'est ni autiste ni schizophrène* ».

Nous précisons à nouveau que ce diagnostic pourrait être valable actuellement, alors que l'évolution favorable de Jacques entraîne une inadéquation partielle des critères d'autisme.

La validité d'un nouveau diagnostic pour les psychoses atypiques de l'enfant a fait l'objet de plusieurs études.

Nous présenterons une étude américaine visant à comparer le trouble multidimensionnel (multidimensionnally impaired disorder ou MID) au diagnostic de schizophrénie précoce (very early onset schizophrenia ou VEOS). Cette étude compare des enfants présentant un MID et des enfants pour lesquels le diagnostic de schizophrénie précoce (début avant 12 ans) a été porté.

Le MID, qui se rapproche du MDD, est caractérisé par un déficit de l'attention, une impulsivité, des symptômes psychotiques et un trouble du contrôle des affects.

Les résultats montrent que les patients présentant un MID et ceux présentant une schizophrénie précoce (VEOS) ont en commun des antécédents de traits autistiques, de déficits cognitifs post-psychotiques, et un risque accru de troubles du spectre de la schizophrénie pour les apparentés du premier degré.

En revanche, le groupe des MID n'évolue pas vers la schizophrénie.

A noter qu'une autre étude américaine, prospective, sur l'évolution des enfants étiquetés borderline, montre également qu'ils n'évoluent ni vers des troubles thymiques, ni vers la schizophrénie (Lofgren et al., 1991).

Le diagnostic de multidimensionnally impaired disorder serait donc une entité distincte, bien qu'appartenant au spectre de la schizophrénie (Kumra et al., 1998).

D. UNE ANALYSE DES TROUBLES PSYCHOTIQUES DE JACQUES DANS UNE PERSPECTIVE TEMPORELLE

> *Le temps s'en va, le temps s'en va, Madame,*
> *Las le temps non, mais nous nous en allons.*

Pierre de Ronsard

Dès l'admission à l'hôpital de jour la question du temps apparaît au premier plan.

Le médecin qui le reçoit évoque un « télescopage du temps » dans la prise en charge. Celle-ci survenant à la fois trop tard car Jacques est déjà grand, il a 6 ans, et encore tôt car il reste beaucoup à faire.

Ce télescopage fait écho à la problématique temporelle de Jacques.

1) L'absence de représentation du temps

À son arrivée à l'hôpital de jour Jacques n'avait aucune représentation du temps.

Le passé et le présent n'existaient pas pour lui. Tout ce qui était passé, la veille, la semaine précédente ou plus loin encore, tout cela était confondu dans un même temps. Jacques était incapable de se situer dans le temps et de repérer chronologiquement les évènements de sa vie. Il ne pouvait pas vivre le moment présent, seul le futur comptait pour lui.

Vers l'âge de sept ans, il commence à s'intéresser aux repères temporels. Nous savons bien que les enfants dont le développement est normal traversent tous une période marquée par un intérêt pour les repères temporels, mais, chez Jacques, cet intérêt se distingue par son intensité, son caractère envahissant et répétitif.

Il ne sait pas lire l'heure mais porte une montre qu'il consulte sans cesse. Toute la journée il pose des dizaines de questions et interroge les adultes sur l'heure ; celle de sa montre, celle du monde extérieur, cherchant à faire le lien entre les deux. Il a peur d'être en retard.

Jacques est alors toujours « pressé ». Il nous semble qu'à l'instar des patients schizophrènes décrits par Racamier il *« ne peut pas se représenter le déroulement du temps, ni par suite conceptualiser l'attente, ni enfin la supporter »* (Racamier, 1958).

Son niveau de langage est bon mais la prosodie est si rapide qu'il est parfois difficile à comprendre. De plus il parle très fort. Ses phrases résonnent comme des pierres jetées en avant.

Il utilise mal les conjonctions de temps, employant même hier et demain à mauvais escient. Il ne demande jamais « Quand ? ». Ses questions relatives au temps sont indirectes, en particulier les questions concernant l'avenir. Et si la manière en est différente on peut rapprocher le détournement de ces questions de ce que décrit Guigo-Banovic au sujet de l'expérience subjective des hallucinations auditives : *« Passé et présent existent mais le futur n'est pas employé. Il est imaginé de manière détournée, via des expressions relatives à des positions corporelles. Passé et futur ne s'articulent pas, ils sont « court-circuités ». »* (Guigo-Banovic et al, 2003).

Jacques utilise des circonlocutions pour questionner le temps: ainsi, par exemple, à une période où son père est en voyage il ne demande pas *quand* son père revient mais: « C'est ce soir que Papa revient ? » ou bien « Hein, Maman, que c'est dans cinq jours que Papa revient ? ».

On retrouve aussi chez lui une confusion de l'espace et du temps qui évoque *« l'expérience unitaire »* décrite par Bettelheim, expérience qui recouvre à la fois l'heure de la journée prévue pour une activité et le chemin à parcourir pour se rendre sur les lieux de cette activité. Bettelheim propose comme exemple : *« « école » signifie pour eux* [les enfants autistes] *l'heure du jour où ils y vont, l'endroit, et la personne de l'enseignant »* (Bettelheim, 1969).

De même, lorsque Jacques demande : « On va à la chapelle ou à l'église Saint-Laurent ? », il veut en fait savoir à quelle heure ils doivent aller à la messe. Cette « traduction » est faite par la mère, grâce au contexte de la conversation.

Cette désorientation temporelle totale induit une angoisse majeure se traduisant par une instabilité et une impulsivité psychomotrice permanente.

2) La fuite du temps liée à l'angoisse d'anéantissement

Afin d'échapper à cette angoisse, Jacques se dépêche, fuit les moments de calme, les possibilités d'introspection.

Ses mouvements sont très rapides, saccadés, comme accélérés. Lorsqu'il tourne la tête pour s'adresser à quelqu'un le mouvement est rapide et brusque. Lorsqu'il se lève ou qu'il se déplace, la durée de l'action est très brève.

Il semble dans une fuite en avant perpétuelle, tant spatiale que temporelle. Il évoque pour nous le patient que Catherine Cyssau présente dans un article sur le fonctionnement obsessionnel chez l'enfant psychotique. Jacques semble en effet effrayé par ce qui le sépare du temps futur, comme si *« la distance du temps, c'était angoissant »* (Cyssau, 2001).

Il passe d'une activité à l'autre sans intervalle libre, avant même d'avoir terminé ce qu'il faisait. Par exemple, alors qu'il joue avec des legos, il se lève d'un bond, quitte la pièce en courant, décide d'aller faire du vélo.

Le changement d'activité se fait dans un hors temps sans durée, soudainement. Comme si Jacques ne pouvait pas investir le moment présent ou encore, pour reprendre les termes de Minkowski, comme s'il était dans *« l'incapacité des schizophrènes et des schizoïdes de goûter le « repos », en ce qu'il a de vivant et de « syntone » en lui, et de leur tendance à remplir complètement, jusqu'aux bords, le temps »* (Minkowski, 1933).

Ce hors temps évoque aussi « l'entre-temps » décrit par Soulayrol au sujet de l'enfant épileptique. Cette clinique du temps ne nous semble pas tout à fait hors de propos car si Jacques n'est pas épileptique, aucun argument clinique ou électroencéphalographique ne permettant de supposer qu'il ait une activité épileptique, il a présenté au cours de la petite enfance des crises convulsives hyperthermiques.

Pour Soulayrol l'enfant épileptique est soumis à deux contraintes temporelles. D'une part, il perd des moments de temps qui lui sont volés pendant les crises. Ce sont des moments de temps objectif, des moments qu'il aurait pu occuper à faire quelque chose, mais aussi des moments de temps subjectif, des moments où l'enfant n'engrange pas de souvenirs. *« L'épileptique accumule des morceaux de temps « non vécus », inutiles pour lui, qui lui font comme une vie parallèle à la sienne, racontée par les autres qui lui en volent la subjectivité. »* (Soulayrol, 1999). On retrouve ici encore le lien entre le temps et la subjectivité.

D'autre part Soulayrol suppose que l'enfant épileptique, toujours entre deux crises, « *ne peut vivre que dans l'entre-temps* », et lutte pour figer le temps, pour le retenir.

Bien que le comportement suscité par l'écoulement du temps soit différent chez Jacques, on peut imaginer que les antécédents d'épisodes convulsifs de la petite enfance ont contribué à cette perception du temps fragmentée, si particulière, que nous essayons de décrire et qui empêche Jacques « *d'atteindre la sérénité que donne à tout être l'unité d'être Soi dans le temps, le lieu et l'espace* » (Soulayrol, 1999).

Il nous paraît être toujours dans l'anticipation du futur. Par exemple, alors qu'il est investi dans une activité qui lui plaît avec un adulte, il pense à ce qu'il fera après, il demande :

—« Après on pourra lire un livre ? »

— « *Oui, quand on aura fini, on pourra lire un livre.* »

— « Et on peut le faire maintenant ? »

Il n'est déjà plus dans le moment présent, il a oublié ce qu'il était en train de faire, il est comme aspiré par le futur bien que paradoxalement Jacques n'emploie que très rarement le futur. De même il ne demande jamais « Demain qu'est-ce qu'on fait ? ».

Le temps linéaire que nous connaissons, la succession fluide du passé, du présent, du futur n'existent pas pour Jacques.

Le temps semble être pour lui une succession discontinue d'instants. On pourrait en voir un exemple dans l'incapacité de Jacques à écrire son nom en « attaché ». Ou encore dans l'impossibilité de lire un mot multi syllabique d'une manière fluide ; c'est ainsi qu'il lit le mot macaron : « MA-CA-RON », en criant chaque syllabe.

Cette succession discontinue d'instants est source d'angoisse, en effet l'intervalle qui sépare chaque instant n'est investi d'aucune représentation ; pour échapper à ce vide Jacques tente de l'annihiler en se projetant constamment dans l'instant suivant.

On peut penser qu'il court après un temps qui s'enfuit, et nous aurions envie de lui dire les mots de Dogen : *« Vous ne devez pas considérer que le temps simplement s'envole. Vous avez tort de penser que s'envoler est la seule fonction du temps. Si le temps devait s'envoler, alors il y aurait un intervalle [entre hier et aujourd'hui]. »* (Dogen, 1240).

Nous savons que les enfants ont du mal à se représenter un temps qui est éloigné. Cela se traduit par exemple par l'utilisation par l'enfant de temps de conjugaison des verbes d'autant plus rares que les adverbes sont ancrés loin du moment d'énonciation. Ainsi, une étude sur l'utilisation des adverbes temporels chez des enfants de 5 à 9 ans met en évidence le fait qu'« autrefois » et « l'année passée » amènent plus souvent l'imparfait qu'« hier ». De même, « plus tard » amène le futur simple dès l'âge de 5-6 ans tandis que « l'été prochain » n'entraîne l'emploi du futur que vers 7 ou 8 ans. Les auteurs concluent que *« la distance du moment d'énonciation joue un rôle important dans la maîtrise du sens de l'adverbe »* (Godard, Labelle, 2002).

Cette difficulté à se représenter un temps éloigné pourrait expliquer le caractère inquiétant de l'intervalle de temps, particulièrement marqué chez l'enfant psychotique qui ne perçoit pas correctement les durées.

L'intervalle est donc angoissant pour Jacques, et par là le moment présent. L'étirement du moment présent qui précède le futur lui est insupportable, comme s'il risquait lui-même d'être englouti par ce temps qu'aucune activité ne matérialise.

Lors des repas par exemple, Jacques fait des tas sur son assiette, il dispose les aliments les uns à côté des autres, dispose aussi soigneusement toutes les sauces disponibles, mais il ne mange pas. Le seul moyen pour lui de manger est de

« faire la course ». Dans une relation exclusive avec un adulte, il lance brusquement :

— « On fait la course ? »

Et il se met à dévorer tout ce qu'il a dans l'assiette, ne s'arrêtant que pour regarder où en est son « rival ». Lorsqu'il a fini, l'importance de la victoire semble faible. Il nous semble que ce qui compte pour Jacques c'est d'avoir réduit la durée du repas, d'avoir rétréci le temps pendant lequel il a dû rester immobile, occupé à une même activité d'incorporation tandis que l'assiette se vide.

Mais ensuite l'attente est impossible, Jacques ne peut pas rester sans bouger à attendre que les autres aient fini. Bien souvent il se lève de table et ne revient plus.

3) L'expérience de la continuité du temps et de soi

Il nous semble pourtant qu'il essaye peu à peu de matérialiser l'intervalle. Ainsi, nous apportant un agenda que lui a offert l'institutrice de l'hôpital de jour (elle lui en a expliqué la fonction) :

— « On le fait ? »

— *« Oui, si tu veux, tu peux y écrire ce que tu veux. »*

Jacques trace alors consciencieusement les lignes séparant les heures de la journée, ainsi que les heures elles-mêmes.

On pourrait nous objecter qu'il ne s'agit que d'une production plaquée, d'une persévération chez un enfant dont les capacités d'élaboration sont réduites. Peut-être en est-il ainsi, mais nous croyons, et l'un n'exclut pas l'autre, qu'il ne s'agit pas seulement de cela. Il nous semble que Jacques a cherché à se représenter la succession du temps, et en particulier cet intervalle qui sépare deux moments.

Nous faisons alors l'hypothèse que la continuité du temps est à relier avec la permanence du moi. Si, dans la pensée de Jacques « aujourd'hui » n'est pas relié à « demain », alors il peut avoir la sensation que le moi qui vit aujourd'hui n'est pas relié au moi qui vivra demain, ou encore qu'il ne s'agit pas du même moi.

Qu'advient-il alors du moi d'aujourd'hui ?

Comme le temps, le moi subit-il pour Jacques un moment de non-existence ?

Risque-t-il d'être annihilé ?

On retrouve cette hypothèse dans les éléments de psychopathologie que Gibello propose pour expliquer la dysharmonie cognitive. En effet il considère que *« le sujet dyschronique s'avère incapable de penser et d'investir un objet en tenant compte de son caractère de permanence dans le temps. Tout se passe comme si l'objet désinvesti se néantissait, pour être recréé quand réinvesti »* (Gibello, 1976).

Dogen, également, considérant que le temps fait partie de l'être comme des choses, évoquait ce lien entre le temps et le risque d'anéantissement. *« Ne pensez pas un seul instant que le temps n'est pas dans le maintenant vivant des montagnes et des océans. Si le temps est anéanti, montagnes et océans sont aussi anéantis. Si le temps est indestructible, montagnes et océans sont également indestructibles. »* (Dogen, 1240).

Nous pourrions alors comprendre l'hyperactivité et l'impulsivité de Jacques comme autant de manœuvres pour échapper à l'angoisse et plus encore protéger le moi du risque de destruction.

Ainsi, au début des séances de psychomotricité il est très dispersé, et focalise souvent son attention sur des objets qu'il a dans la poche. Comme s'il avait besoin de s'assurer de ce qui est en lui, de se raccrocher aussi à ce qui existait avant le début de la séance. Si on essaye de le ramener au moment présent il s'échappe à nouveau en se projetant dans un futur qu'il essaye sans cesse de rendre plus proche.

Par exemple, rangeant à notre demande un jouet dans sa poche, Jacques demande : « Après le gymnase je pourrais y jouer ? ». Quelques secondes plus tard il le ressort et demande à nouveau : « Et maintenant, ça y est, je peux y jouer ? ». Ce jouet ne l'intéressait pas particulièrement avant le début de la séance, il ne l'avait peut-être même pas encore sorti de sa poche. Et même maintenant Jacques ne semble pas impatient de s'en servir, aucune tonalité affective n'est liée à ce jouet. C'est pourquoi ces manœuvres nous apparaissent vraiment comme un moyen de contrôler le temps, d'éviter le moment présent.

À l'hôpital de jour le travail est axé sur ce trouble de la perception du temps, et notamment sur la notion de continuité. C'est pourquoi Jacques participe à plusieurs ateliers en lien avec le développement de la perception du temps.

À l'atelier « Jardin » le travail porte sur la succession des saisons, le rythme de la nature ; le temps chronologique, le temps extérieur, le temps du monde. Jacques y expérimente l'écoulement du temps, la durée, et l'ordre naturel dans lequel se font les choses. Il y apprend la patience. Les graines semées ne sortent pas aussitôt de terre, il faut attendre avant de voir les premières feuilles. Aujourd'hui Jacques a acquis cette conscience d'une permanence des choses. Les graines germent et se développent malgré le temps qui passe sans que l'on ne pense à elles. Leur transformation même est concevable : malgré le changement de forme (de la graine à la fleur) il s'agit bien du même « objet ». À propos d'une de ses plantations il dira : « Pétard, la mienne elle est toute fanée ! » Mais cet état de fait ne le perturbe pas, il peut l'accepter. La lente et imperceptible maturation est possible dans l'esprit de Jacques, il pense à arroser ses plantations, il peut prendre le temps de les voir grandir. Nous pouvons alors supposer, comme Henri Wallon qui s'est beaucoup intéressé à la notion de croissance chez l'enfant, que Jacques commence à saisir ce qu'est sa croissance, car *« loin de transférer sur le monde extérieur la notion de son moi, c'est d'abord à propos des choses et particulièrement des plantes qu'il comprend qu'un objet peut grandir en restant le même.* » (Wallon, 1963).

À l'atelier « Livre ouvert » il travaille sur des histoires, sur le lien chronologique dans une histoire. Il doit par exemple remettre dans l'ordre logique différentes images d'une histoire qu'il connaît. À travers ces histoires il élabore une historicisation qui lui permettra d'élaborer sa propre biographie.

À l'atelier psychomotricité, au « Gymnase », Jacques fait l'expérience de la continuité du temps en même temps que de la continuité de son corps. La régularité dans le déroulement des séances introduit un temps cyclique, éternel et rassurant, semblable à l'espace transitionnel de Winnicott, qui *«permet l'anticipation et donne l'illusion de permanence, de continuité ; la rythmicité participe à constituer le sentiment d'enveloppe en ce qu'elle produit l'illusion de continuité.* » (Ciccone, 2001 in Claudon, Moyano, 2003). Jacques pourra ainsi, peu à peu, lâcher son investissement en emprise sur le temps, s'extraire de sa fuite inexorable du temps, et ressentir l'unicité de son être.

Les exercices de psychomotricité en lui permettant de vivre un sentiment de continuité corporelle lui permettent aussi d'acquérir une représentation spatiale du temps qui devient alors *« orienté, cadré, rythmé »* (Claudon, Moyano, 2003).

Au fur et à mesure des séances de psychomotricité, Jacques devient capable d'être présent à ce qui se passe ici et maintenant. Il écoute les consignes, et les exécute de manière adéquate. Au début il a tendance à se précipiter et démarre l'exercice avant la fin des consignes, puis peu à peu son anticipation se réduit et il semble apprécier cet atelier.

Il vérifie qu'il peut courir très vite ou bien très lentement, et que c'est toujours lui qui court. Il ressent qu'il est bien le même malgré le vécu d'expériences différentes. Et qu'il arrive toujours entier, des sensations différentes ne le déstructurent pas.

Il apprend aussi les notions de vitesse, de durée.

Une des expériences qu'il aime beaucoup se déroule ainsi : il s'agit de traverser le gymnase dans sa longueur, un groupe part en premier en marchant lentement, un second groupe part bien après et court. Le second groupe arrive de ce fait en premier. Jacques s'amuse de comparer les vitesses des deux groupes, s'étonne puis peu à peu intègre le fait que ceux qui sont partis plus tard arrivent plus tôt. Il peut appréhender plus facilement la représentation spatiale du temps.

Au cours de ces séances de psychomotricité il expérimente les échanges entre le dedans et le dehors.

Jacques apprécie maintenant les moments de « relaxation », qui sont pour lui de vrais moments de détente immobile. Il est présent à ce qui l'entoure mais aussi à ses sensations intérieures. Son visage est détendu, il chuchote (alors que le niveau sonore de sa voix est toujours très élevé), ou reste silencieux.

Il raconte ainsi une des séances :

— « On est allés au gymnase et on a tiré et poussé les tapis. Et après on a couru très très vite.

Ensuite on s'est allongé sur la couette et on s'est balancé. »

— « *C'était quoi ton moment préféré ?* »

— « Oh oui, c'était bien le moment préféré ! »

— « *Et c'était quel moment celui que tu as préféré ?* »

— « C'était la couverture. »

Il investit réellement ce moment de continuité corporelle, ce moment où le temps présent peut durer sans le menacer.

Ainsi, l'amélioration des symptômes de Jacques sur le plan de l'hyperactivité, de l'impulsivité, mais surtout des capacités relationnelles, est concomitante d'une interrogation consciente sur le temps, d'une recherche de repères temporels, d'une historicisation de son passé.

Continuité du temps et continuité de soi nous semblent étroitement liées dans le processus de construction du sujet, et en s'appuyant sur la notion d'assises narcissiques, définie par le sentiment de continuité d'être, on peut dire que *« la continuité temporelle éprouvée corporellement fournit une base solide à la représentation de continuité et de soi »* (Claudon, Moyano, 2003).

Ainsi Jacques acquiert peu à peu une représentation mentale continue des objets, du temps et de lui-même. Il devient *« capable de penser et d'investir un objet en tenant compte de son caractère de permanence dans le temps »* (Gibello, 1976).

Il met en place la succession du temps et tente de nommer la prise de conscience du passé : « Il avait plu demain ».

Il commence à imaginer une histoire dans l'ordre chronologique et à y mettre des mots.

Jacques est également capable de moments de détente totale, de silence et d'immobilité qui ne viennent pas mettre en péril son intégrité corporelle et psychique.

E. VIGNETTES CLINIQUES

À peine sortis du berceau,
Nous sommes allés faire un saut
Au boulevard du temps qui passe.

George Brassens

Nous évoquerons brièvement deux autres situations cliniques concernant des enfants hospitalisés en psychiatrie pour des troubles différents mais présentant tous des difficultés particulières de repérage dans le temps.

1) Dylan

Nous présenterons ainsi l'histoire de Dylan, un garçon de 10 ans adressé par l'institut de rééducation où il est pris en charge depuis 4 ans, et hospitalisé pour des troubles du comportement à type d'hétéroagressivité et de crises clastiques.

C'est un enfant sympathique, qui parle facilement et recherche le contact avec l'adulte.

Cependant, il présente au cours d'une même journée des moments de calme pendant lesquels il investit fortement la relation à l'adulte, et des moments d'agitation pendant lesquels il semble très déstructuré.

Il a des difficultés à rester immobile et concentré sur un même jeu, il change sans cesse d'activité, sollicite l'adulte en permanence par des questions incessantes.

Il présente également des crises de colère explosive associées à une rupture du contact ou un besoin compulsif de toucher la peau de ses bras ou de ses jambes lorsqu'il est anxieux, comme s'il avait besoin de vérifier l'intégrité de son enveloppe corporelle. Ces éléments, associés à la rupture fréquente et brutale des investissements, évoquent une angoisse de morcellement. Il est d'ailleurs très préoccupé par tous ses « bobos » dont il gratte sans cesse la croûte. Il semble présenter aussi un vécu persécutif et intrusif des soins corporels.

Sa relation à l'adulte, enfin, est caractérisée par l'alternance d'une grande proximité, d'un « collage », et d'une agressivité proportionnelle à l'investissement affectif. Nous pourrions dire autrement qu'il existe une alternance entre des mécanismes d'identification adhésive et d'identification projective.

Ces différents éléments nous paraissent appartenir au registre de la psychose bien que Dylan ne présente pas d'hallucinations ni d'idées délirantes.

Sur le plan de la perception du temps, Dylan commence à intégrer les repères « sociaux » du temps. Il fait encore des erreurs mais en situation favorable on constate qu'il connaît les jours de la semaine, les mois ou les saisons.

Cependant il ne semble pas avoir intériorisé la notion du temps. Il pose sans cesse des questions sur l'heure. Par exemple, il demande « Quand je retourne en salle ? C'est dans longtemps que je retourne en salle ? *Un quart d'heure.* C'est combien un quart d'heure ? C'est long ? C'est jusqu'à demain ? ».

Il n'a pas de représentation de la durée.

C'est pourquoi l'on constate également qu'il connaît la date de son entrée à l'hôpital mais pas la durée de son hospitalisation ; il dit 3 semaines, puis 4 mois alors qu'il est dans le service depuis 1 mois ½. De même, il connaît sa date de naissance – 1994 – mais n'arrive pas à retrouver celle de son frère – 1997 – dont il connaît l'âge. Il dit : « 1987 ? *Non, ton frère est plus jeune que toi. Qui est né avant ?* C'est lui, il est plus petit. »

Il confond aussi le temps et l'espace, c'est pourquoi, par exemple, voyant écrit sur une feuille le nombre 1994, il dit : « C'est où je suis né ».

Quant au rythme qui met en œuvre la durée, mais aussi la vitesse et le mouvement corporel, il déstabilise, voire désorganise complètement Dylan. Celui-ci ne peut pas frapper un rythme constant, mais surtout la frappe de l'examinateur provoque chez lui une accélération et une décharge motrice.

Son interrogation permanente sur le temps évoque une recherche de lien, de continuité entre les moments, qui renvoie comme nous l'avons montré à la continuité temporelle mais aussi à la continuité corporelle et psychique.

Sur le plan diagnostique, Dylan présente comme nous l'avons vu, des éléments psychotiques associés à un déficit cognitif léger qui semble davantage en relation avec le caractère déstructurant de la psychose qu'avec un retard mental « primaire ».

En effet, le WISC-III met en évidence des résultats très hétérogènes selon les épreuves, avec un QI global de 52, avec un QI verbal de 54, et un QI performance de 56.

Dylan présente des difficultés d'attention importantes et nécessite un étayage important qui lui permet alors de réussir certaines épreuves. Il semble envahi par une tension intérieure qui aboutit vite à l'effondrement psychique et tonique.

Il ne semble pas avoir de représentation stable de lui-même. En effet, sur le plan du schéma corporel comme pour les repères temporels il connaît les différentes parties du corps mais ne peut pas les montrer sur lui. Il dit par exemple, le pied pour la cuisse ou l'épaule pour le tibia. Il semble aussi que sa perception de lui-même ne soit pas continue, d'où la grande difficulté à faire « voyager » une balle d'une extrémité à l'autre de son corps.

Le bilan psychologique dans son ensemble ainsi que les bilans psychomoteur et orthophonique sont en faveur d'une dysharmonie psychotique ou d'un trouble envahissant du développement non spécifié selon la classification utilisée.

L'analyse que nous avons faite de sa perception du temps pourrait être attribuée au retard mental. En effet l'on peut supposer, malgré l'absence de tests cognitifs spécifiques, que Dylan a une capacité d'estimer les durées bien moindre que celle d'un enfant de son âge au développement « normal ». Mais il serait alors surprenant qu'il connaisse les repères socialisés du temps.

Nous pensons que cette notion de continuité du temps est en relation avec l'altération de la perception de la continuité de soi connue chez l'enfant psychotique. L'absence de perception de la continuité du temps est liée à l'angoisse et à la désorganisation psychique, et a donc sa place dans la tentative de description de ses troubles.

Il est probable néanmoins que le déficit cognitif n'aide pas Dylan dans l'élaboration de la représentation de soi et dans la perception de la continuité.

Nous pensons que le travail sur la perception de la continuité permet à ces enfants d'intégrer une perception continue du temps en même temps que d'eux mêmes.

Ce travail peut se faire à travers le rythme puis la chronologie des évènements, par exemple par l'expérience des saisons, de la nature. Mais aussi en permettant à l'enfant d'appréhender l'historicisation par exemple au moyen d'un atelier sur le livre, le conte, ou les séquences d'images, qui lui permettra ensuite d'avoir une représentation « historicisée », continue, de sa propre biographie. Enfin, nous avons également constaté l'utilité d'un travail de psychomotricité visant à permettre l'expérience corporelle de la continuité du temps et de la continuité corporelle.

2) Amine

Nous avons choisi, après ces deux situations cliniques d'enfants psychotiques, de présenter aussi un cas de retard mental afin d'illustrer le questionnement auquel ce travail nous a conduit. En effet, nous avons peu à peu été amené à nous interroger sur la part respective de la psychose et du déficit intellectuel dans les troubles de la perception du temps.

Amine est un petit garçon de 7 ans hospitalisé pour des crises clastiques et une agressivité ayant entraîné la déscolarisation. Il présente un retard psychomoteur associé à une carence affective et éducative majeure.

Au WPPSI-R, il a un score de 63 en QI verbal et de 68 en QI performance, soit un QI total de 63. Il présente une désorganisation temporelle majeure. Il ne peut pas se représenter ce qu'est l'alternance jours de semaine – week-end, bien que le contenu de ces journées soit très différent pour cet enfant qui rentre chez lui le week-end.

Comme Jacques et Dylan, Amine confond le concept d'espace-temps associé à l'école et l'endroit ainsi désigné. Il utilise ainsi une circonlocution pour demander quand il va sortir de l'hôpital et retourner à l'école : « C'est quand mon école ? ». Et si on lui répond « vendredi prochain » il ne peut pas se représenter ce que cela signifie, il ne réagit pas et continue de pleurer.

Nous faisons alors avec Amine un « calendrier » illustré, avec les jours de la semaine jusqu'à sa sortie de l'hôpital. On représente le week-end par le dessin d'une maison, ainsi que le jour de la sortie, qui est pour lui le jour du retour à la maison. Il peut ensuite choisir et dessiner lui-même le repère évoquant l'école, ce sera un ordinateur.

La durée, ainsi rythmée par ces dessins et les activités ou lieux qu'ils représentent, est désormais assimilable pour Amine qui retrouve le sourire et emporte comme un trophée son calendrier. Cette durée n'est plus une projection dans un futur inconnu et inimaginable mais une séquence d'étapes successives, toutes associées à une représentation. Paradoxalement, l'introduction d'une ponctuation de cette durée « infinie » lui rend sa continuité.

On pourra dans ce cas attribuer au déficit cognitif les difficultés de repérage dans le temps, mais l'angoisse liée à l'incompréhension du monde extérieur par défaut d'outils cognitifs n'est peut-être pas si différente de l'angoisse liée à un défaut d'outils psychiques permettant le travail de lien des représentations.

CONCLUSION

Il est midi à Marseille,
et la vie continue.

Jean-Claude Izzo

De la temporalité à la subjectivité

En conclusion nous ne pouvons résister à citer les mots de Saint Augustin qui illustrent si bien la modestie à laquelle nous oblige un sujet si vaste et complexe : « *Qu'est-ce donc que le temps ? Si personne ne me le demande, je le sais ; mais si on me le demande et que je veuille l'expliquer, je ne le sais plus.* » (Saint Augustin, 1967).

Et nous avons vu comme il est difficile d'appréhender le temps dans sa globalité et avec certitude. Sixième sens ou quatrième dimension, le temps fait partie de nous comme il fait partie du monde, et reste pourtant très mystérieux.

Notre objet était d'étudier l'acquisition de la notion de temps chez l'enfant et son lien avec l'acquisition de la notion de soi. Or, nous pouvons analyser précisément le rapport à la durée et la capacité à estimer ou à produire une durée, mais il est déjà plus difficile de rendre compte, objectivement, du rôle de la perception ou de la mémoire.

Nous pouvons également évaluer la qualité des repères temporels socialisés, la connaissance des jours de la semaine, de la date, des saisons ou encore de l'heure. Cette évaluation nous renseigne alors sur la capacité, nécessaire, à acquérir des repères externes.

Mais en ce qui concerne le temps lui-même, l'écoulement du temps, il n'existe pas de « mesure » de sa perception.

Le temps intérieur reste quelque chose d'éminemment subjectif dont on ne peut rendre compte explicitement de manière standardisée et reproductible. Il renvoie au *kairos*, conception subjective du temps des Grecs, par opposition au *kronos*, temps extérieur, objectif.

« Kairos est le moment qui passe pendant lequel il se produit quelque chose alors que le temps se déploie. (...) Il s'agit d'une parenthèse subjective détachée de kronos. Kairos est un moment à saisir. » (Stern, 2003).

C'est probablement pour cela que, dans le domaine de la psychiatrie, les travaux de recherche consacrés à cette question du temps sont si peu nombreux.

En outre la plupart d'entre eux se sont attachés à rechercher des troubles du temps mesurable. Ou, plutôt que temps mesurable, nous pourrions dire aussi, temps spatialisé, en assimilant les notions de durée et d'intervalle temporel aux notions de distance et d'intervalle spatial. Quant à l'évaluation de la vitesse elle renvoie aussi et de manière encore plus directe à l'espace, puisque la vitesse est le rapport de la distance sur la durée.

Aristote lui-même, dans le chapitre de la *Physique* consacré au temps, commence par considérer le temps assimilé à l'espace, le temps-mouvement.

Cependant, il s'intéresse ensuite au moment présent, au *« maintenant »*, qui nous semble se rapprocher du temps vécu.

Nous arrivons ainsi au temps vécu, à la perception intérieure d'un temps dynamique dont nous avons vu qu'elle était altérée différemment selon les troubles psychopathologiques et en particulier dans la psychose.

Nous nous sommes intéressés particulièrement à l'absence de notion de la continuité du temps qui nous semble caractéristique des troubles psychotiques.

Le temps est présent dès le début de la vie, aux origines de la pensée de l'enfant, puisqu'il permet, à travers le rythme, l'apparition de la pensée.

Il permet ensuite la construction d'une perception de soi homogène et stable. En effet, la notion de continuité du temps s'élabore en même temps et avec la notion de continuité de soi dont on sait qu'elle n'existe pas, ou qu'elle est fragile, chez les enfants psychotiques.

C'est pourquoi on dit de ces enfants psychotiques qu'ils vivent dans l'instant ; mais ce n'est pas l'instant de l'hédoniste qui, lui, vit pleinement l'instant présent. L'enfant psychotique vit dans un instant hors du temps. D'un instant dans l'instant suivant, sans pouvoir se représenter ce qu'il y a après.

On peut imaginer qu'il vit par bonds successifs au-dessus du vide séparant cet instant de l'instant suivant, l'angoisse de ce vide l'entraînant de bond en bond dans une course sans fin.

Etablir une continuité entre les instants, inscrire ces instants dans une durée, c'est révéler la continuité de l'être qui survit dans le temps.

Cette continuité de l'être, cette stabilité de l'être permet l'émergence du « je ». L'enfant devient sujet de son histoire et peut alors tenter d'entrer en relation avec l'autre.

Nous emprunterons à nouveau les mots de Franca Madioni qui résonnent si justement avec ce que nous avons essayé de dire. Elle écrit à propos de sa patiente schizophrène, *« reconstruire une chronologie de la vie équivaut à esquisser un temps qui, dans le monde morcelé de la patiente, n'existe pas. En effet, retracer une histoire c'est établir une continuité, évoquer la notion interne de succession, alors que, chez elle, rien n'est plus artificiel que la continuité. (...) De cette façon, se construit la temporalité en tant que lieu de la rencontre, car le temps est la dimension ontologique de l'intersubjectivité. »* (Madioni, 1998).

C'est pourquoi le travail sur le temps, sur les repères temporels, mais aussi sur la mise en récit ou la durée du moment présent, *« instant de l'expérience subjective »* (Stern, 2003), est essentiel. Il permet en effet à l'enfant de se percevoir comme un tout, homogène et stable au fur et à mesure qu'il perçoit le temps de manière continue et stable. Ou encore, comme l'écrit Gaston

Bachelard dans *La dialectique de la durée*, « *la continuité psychique est, non pas une donnée, mais une œuvre* » (Bachelard, 1950).

La continuité psychique est également liée à la notion de générations, à la possibilité, pour l'enfant, de se situer dans un temps qui le précède et qui continuera après lui. Il serait intéressant de développer davantage cette notion, en s'appuyant, par exemple, sur la représentation qu'a l'enfant de la succession des générations révélée par le dessin.

Enfin, lorsque l'enfant a intégré cette perception continue de lui-même de façon stable, le temps intervient dans la relation à l'autre. La durée du moment présent permet l'ajustement de soi avec l'autre, le temps de l'échange sans fusion, le temps de la rencontre.

Compte tenu de cette réflexion sur le temps, il nous apparaît manifeste que le soin en hôpital de jour est particulièrement adapté pour les enfants psychotiques en ce qui concerne la question du temps. En effet, nous considérons avec Henri Bernard que « *l'hôpital de jour est appareil à scander, métronome, boîte à rythme, synchroniseur externe* » (Bernard, 1998).

Il nous faut ici remarquer que le rôle de l'hôpital de jour dans le développement de la perception du temps et de la perception de soi mériterait un développement beaucoup plus important qui pourrait à lui seul faire l'objet d'une autre étude.

Il nous semble que l'analyse de la perception du temps chez l'enfant nous éclaire non seulement sur la nature des troubles qu'il présente, mais nous donne aussi une clé, un outil, qui permet de l'aider à se construire dans son humanité, et en relation avec le monde et les autres.

Il serait de ce fait intéressant d'essayer de préciser la nature des troubles temporels chez l'enfant psychotique au moyen, par exemple, d'une étude sur la qualité et la stabilité des repères temporels, mais aussi sur l'estimation et la production de durée.

Il faudrait aussi comparer ces résultats avec ceux obtenus par des enfants présentant un retard mental simple afin de préciser la part des troubles attribuables à l'une ou l'autre de ces pathologies.

Il serait également intéressant, bien que difficile car très subjectif, d'évaluer au moyen d'une étude prospective le lien entre l'apparition de la notion de continuité du temps d'une part, et de la notion de continuité de soi, d'autre part.

Pour conclure, nous souhaitons souligner le fait que notre expérience clinique depuis le début de cette étude, et grâce à la réflexion que celle-ci a suscité, nous a conduit à modifier notre hypothèse de départ, à l'élargir.

En effet, nous avons constaté au cours de ce travail que l'absence de notion de la continuité du temps, si elle semble spécifique des troubles psychotiques, se rencontre également chez des sujets non psychotiques.

C'est pourquoi il nous semble qu'il conviendrait d'étendre la portée de ce travail, et de conférer à la notion de continuité du temps un rôle dans la structuration de tout individu en relation avec le monde et autrui.

1. AD-DAB'BAGH Y, GREENFIELD B (2001), Multiple Complex Developmental Disorder : the « multiple and complex » evolution of the « Childhood Borderline Syndrome » construct, *Journal of the american academy of child and adolescent psychiatry*, 40, 8, p. 954 à 964.

2. ALLEN D.F., POSTEL J. (1995). Eugeniusz Minkowski ou une vision de la schizophrénie, *L'Evolution Psychiatrique,* 60, p. 961 à 980.

3. AMERICAN PSYCHIATRIC ASSOCIATION (1994), *Diagnostic and Statistical Manual of mental disorders*, 4ème éd., Washington DC.

4. ANDRÉ P. (1999), Au commencement était le rythme, in *Soins et psychose : question de temps,* p. 197 à 202, L'Harmattan.

5. ANSALDI J. (1999), Le Nouage borroméen des temporalités, in *Soins et psychose : question de temps,* p. 35 à 42, L'Harmattan.

6. ARISTOTE, *Physique,* Livre IV, Flammarion, Paris, 2000.

7. AUSSILLOUX C (1995), Instruments d'évaluation diagnostique de l'autisme infantile et des psychoses précoces, in Handicaps et inadaptations, *Les cahiers du CTNERHI*, 67-68, p. 73 à 78.

8. AUSSILLOUX C., MISÈS R. (1997), Évolution de l'enfance à l'âge adulte, in Misès R., Grand P., *Parents et professionnels devant l'autisme*, CTNERHI, p. 109 à 124.

9. AUSSILLOUX C, BAGHDADLI A, BRUN V (2004), *Autisme et communication*, Masson, Paris.

10. BARKLEY RA, EDWARDS G, LANERI M, FLETCHER K, METEVIA L (2001), Executive functionning, temporal discounting, and sense of time in adolescents with attention deficit hyperactivity disorder (ADHD) and oppositional defiant disorder (ODD), *Journal of Abnormal Child Psychology*, 29, 6, p. 541 à 556.

11. BERGSON H. (1978), *Durée et simultanéité*, P.U.F., Paris, 1998.

12. BERNARD H. (1998), Le temps des hôpitaux de jour, *Psy Cause*, n°11/12, p.70 à 79.

13. BETTELHEIM B. (1967), *La forteresse vide*, Editions Gallimard, Paris, 1969.

14. BICK E (1968), The experience of the skin in early objects-relations, *International Journal of Psychoanalysis*, 49, p. 484.

15. BINSWANGER L (1987), *Mélancolie et manie*, trad. J.-M. Azorin et Y. Totoyan, P.U.F., Paris.

16. BONNOT O, GEORGIEFF N, DALERY J (2000), Étude clinique des troubles de la temporalité chez les schizophrènes, *La Revue Française de Psychiatrie et de Psychologie Médicale*, n°34.

17. BONNOT O, GEORGIEFF N (2000), Les processus cognitifs de la temporalité, Apports dans l'étude des schizophrénies, *Annales Médico-Psychologiques*, vol.158, n°6, p. 475 à 482.

18. BRAZELTON TB (1981), Comportement et compétence du nouveau-né, *Psychiatrie de l'enfant*, XXIV, 2, p. 375 à 396.

19. BRAZELTON TB, ALS H (1981), Quatre stades précoces au cours du développement de la relation mère-nourrisson, *Psychiatrie de l'enfant*, XXIV, 2, p. 397 à 418.

20. BROUSSE G, NOTON-DURAND F, COUDERT AJ (1999), Une brève histoire de temps, *La Revue Française de Psychiatrie et de Psychologie Médicale*, n°30.

21. BSCHOR T et al. (2004), Time experience and time judgement in major depression, mania and healthy subjects. A controlled study of 93 subjects, *Acta Psychiatrica Scandinavica*, 109, p. 222 à 229.

22. CÉLÉRIER MC (2003), Le sens du temps, *Champ psychosomatique*, n°30, p. 9 à 26.

23. CHAMOND J (1999), Le temps de l'illégitimité dans la schizophrénie. Approche phénoménologique, *Evolution Psychiatrique*, 64, p. 323 à 336.

24. CHELONIS JJ, FLAKE RA, BALDWIN RL, BLAKE DJ, MERLE GP (2004), Developmental aspects of timing behavior in children, *Neurotoxicology and Teratology*, 26, p. 461 à 476.

25. CHRISTAKI-GADBIN A (2003), Scripto continuo : destins du verbe dans la manie, *L'évolution psychiatrique*, n°68, p. 397 à 408.

26. CLAUDON P, MOYANO O (2003), La dyschronie chez l'enfant : une étude clinique, *Neuropsychiatrie de l'enfance et de l'adolescence*, 51, p. 336 à 343.

27. COLARUSSO CA (1979), The development of time sense – from birth to object constancy, *International Journal of Psychoanalysis*, 60, p. 243 à 251.

28. CYSSAU C (2001), Le fonctionnement obsessionnel chez l'enfant psychotique. Latence et traitement psychique, *Psychiatrie de l'enfant*, XLIV, 2, p. 485 à 501.

29. DANION JM, RIZZO L, BRUANT A (1999), Functionnal mechanism underlying impaired recognition memory and consciouss awareness in patients with schizophrenia, *Archives of General Psychiatry*, 56, p. 639 à 644.

30. de BILDT A, SYTEMA S, KETELAARS C et al. (2004), Interrelationship between Autism Diagnostic observation Schedule-Generic (ADOS-G), Autism Diagnostic Interview-Revised (ADI-R), and the Diagnostic and Statistical Manual of Mental Disorders (DSM IV-TR) Classification in children and adolescents with mental retardation, *Journal of Autism and Developmental Disorders*, 34, 2, p. 129 à 137.

31. DELAHOUSSE J (1996), Le temps et l'espace dans le discours de l'hypocondriaque, *Champ Psychosomatique*, n°5, p. 139 à 151.

32. DEWITTE J (2002), Un beau risque à courir, in Lévinas, le temps, *Cahiers d'Études Lévinassiennes*, 1, p. 55 à 77.

33. DIATKINE R (1985), Les psychoses infantiles, en dehors de l'autisme infantile précoce, *in* S. LEBOVICI, R. DIATKINE, M. SOULÉ, *Nouveau Traité de psychiatrie de l'enfant et de l'adolescent*, t.2, p. 1297 à 1313, PUF, Paris.

34. DOGEN (1231), *shobogenzo, uji, être-temps*, Encre Marine, La Versanne, 1997.

35. DROIT S, POUTHAS V, JACQUET AY (1991), Apprentissage temporel chez des enfants âgés de 4 ½ et 6 ans : rôle d'une horloge externe, *L'Année psychologique*, 91, p. 347 à 364.

36. DROIT-VOLET S (1998), Time estimation in young children : an initial force rule governing time production, *Journal of experimental child psychology*, 68, p. 236 à 249.

37. DROIT-VOLET S (2000), L'estimation du temps : perspective développementale, *L'Année psychologique,* 100, p. 443 à 464.

38. ESCRIVA A. (2002), « Une histoire sans commencement » : analyse d'une petite fille de 7 ans présentant des problèmes de temporalité, *Psychiatrie de l'enfant*, XLV, 2, p.559 à 592.

39. FERRARI P, EPELBAUM C (1993), *Psychiatrie de l'enfant et de l'adolescent*, Flammarion, Paris.

40. FOMBONNE E., ROGE B, CLAVERIE J, COURTY S, FREMOLLE J (1999), Microcephaly and macrocephaly in autism, *Journal of autism and developmental disorders*, 30, 4, p. 113 à 119.

41. FONAGY P. (1999), La compréhension des états psychiques, l'interaction mère-enfant et le développement du self, *Devenir*, 11, n°4, p. 7 à 22.

42. FOUKS L., GUIBERT S., MONTOT M. (1988), La notion du temps vécu chez P. JANET, *Annales médico-psychologiques*, 146, n°10, p. 941 à 952.

43. FOUKS L., GUIBERT S., CARDON, MONTOT M. (1990), Durée et temporalité, *Annales médico-psychologiques*, 149, n°6, p. 575 à 586.

44. FREUD S. (1920), Au-delà du principe de plaisir, in *Essais de psychanalyse*, p. 7 à 81, Petite Bibliothèque Payot, Paris, 1973.

45. GADEAU L. (1998), Le Temps dans la problématique obsessionnelle : le Père en question, *L'Evolution Psychiatrique*, 63, 3, p.507 à 514.

46. GEPNER B. (2001), « Malvoyance » du mouvement dans l'autisme infantile ? Une nouvelle approche neuropsychopathologique développementale, *Psychiatrie de l'enfant*, XLIV, 1, p. 77 à 126.

47. GIBELLO B (1976), Dysharmonie cognitive, *Revue de Neuropsychiatrie infantile*, 24, 9, p. 439 à 452.

48. GODARD L., LABELLE M. (2002), Utilisation des adverbes temporels déictiques par les enfants de 5 à 9 ans, *Glossa*, n°81, p.4 à 21.

49. GOLSE B. (1985), *Le développement affectif et intellectuel de l'enfant*, Masson, Paris, 1992.

50. GUIGO-BANOVIC I, NAUDIN J, COLLET R, PÉDINIELLI JL (2003), Le rapport au temps dans les récits de l'expérience subjective des voix, *Annales médico -psychologiques*, 161, p.774 à 779.

51. GUILLEMOT P (1996), Approches cognitives de l'autisme, *Perspectives psychiatriques*, 35, 1, p. 28 à 32.

52. HAAG G, TORDJMAN S, DUPRAT A et al. (1995), Grille de repérage clinique des étapes évolutives de l'autisme infantile traité, *Psychiatrie de l'enfant*, XXXVIII, 2, p. 495 à 527.

53. HOUZEL D (1995), Angoisse et représentation corporelle, *Neuropsychiatrie de l'Enfance, 43, p. 185 à 188.*

54. INTERVIEW POUR LE DIAGNOSTIC DE L'AUTISME-R RECHERCHE (3ème édition révisée, 1991), traduction française par Plumet MT, Recassens C, Waller D, Leboyer M, Inserm, Paris, 1997.

55. JEAMMET P (2001), Temps – Espace et soins à l'adolescence, *PRATIQUES en santé mentale*, n°1, p.36 à 42.

56. KALAND N, MØLLER-NIELSEN A, CALLESEN K, MORTENSEN EL, GOTTLIEB D, SMITH L (2002), A new « advanced » test of theory of mind : evidence from children and adolescents with Asperger syndrome, *Journal of Child Psychology and Psychiatry*, 43, 4, p. 517 à 528.

57. KLEIN E (2003), *Les Tactiques de Chronos*, Éditions Flammarion, Paris.

58. KLEIN M (1974), Contribution à l'étude de la psychogénèse des états maniaco-dépressifs, in *Essais de psychanalyse*, Payot, Paris.

59. KLIN A, MAYES LC, VOLKMAR FR, COHEN DJ (1995), Multiplex Developmental Disorder, *Developmental and Behavioral Pediatrics*, 16, S3, p. 7 à 11.

60. KUMRA S et al. (1998), « Multidimensionally impaired disorder » : is it a variant of Very early-onset Schizophrenia ?, *Journal of the american academy of child and adolescent psychiatry*, 37, 1, p. 91 à 99.

61. LAPLANCHE J, PONTALIS JB (1967), *Vocabulaire de la psychanalyse*, P.U.F., Paris.

62. LATERRASSE C, LESCARRET O, La construction de l'horizon temporel chez l'enfant, *Temporalistes*, n°14, p. 13 à 20.

63. LAVALLEE G (1997), Pas le temps ! Notes sur les contenants du temps, *Adolescence,* vol 15, n°2, p. 177 à 189.

64. LEDOT D (2002), Phénoménologie des vécus corporels de l'enfant jeune, *Phénoménologie des sentiments corporels*, t. 2, p. 185 à 193, Collection Phéno, Le Cercle Herméneutique.

65. de LEVAL N (2000), Le temps suspendu chez le dépressif, *Champ Psychosomatique*, n°17, p.117 à 136.

66. LESLIE AM (1987), Pretense and representation : the origins of « Theory of mind », *Psychological review*, 94, 4, p. 412 à 426.

67. LÉVINAS E (1963), Les Vertus de patience, in *Difficile liberté*, Albin Michel, Paris.

68. LÉVINAS E (1979), *Le temps et l'autre*, P.U.F., Paris, 1983.

69. LÉVINAS E (1982), *Éthique et infini*, Fayard, Paris.

70. LOFGREN DP, BEMPORAD J, KING J, LINDEM K, O'DRISCOLL G (1991), A prospective follow-up study of so-called borderline children, *The American Journal of Psychiatry*, 148, 11, p. 1541 à 1547.

71. MADIONI F (1998), *Le temps et la psychose*, L'Harmattan, Paris.

72. MANGELS JA, IVRY RB, SHIMIZU N (1998), Dissociable contributions of the prefrontal and neocerebellar cortex to time perception, *Cognitive Brain Research*, 7, p. 15 à 39.

73. MANSART P, BOISSEAUX H (1997), Temps linéaire, temps cyclique : investissement dans la transcendance, *La Revue Française de Psychiatrie et de Psychologie Médicale*, n°13, p. 12 à 15.

74. MARCEAU JC (2003), Temporalité, spatialité et corporéité dans la psychose, selon Eugène Minkowski, *L'information Psychiatrique, vol. 79, p. 395 à 401.*

75. MARCELLI D (1982), *Enfance et psychopathologie*, Masson, Paris, 1999.

76. MARCELLI D. (1985), De l'hallucination d'une présence à la pensée d'une absence : à propos du rôle de l'absence dans les relations d'objet précoce, *Psychiatrie de l'enfant*, XXVIII, 2, p. 403 à 440.

77. MARCELLI D. (1992), Le rôle des microrythmes et des macrorythmes dans l'émergence de la pensée chez le nourrisson, *Psychiatrie de l'enfant*, XXXV, 1, p. 57 à 82.

78. MARCELLI D. (1996), Les origines du travail de penser entre mère et bébé, *Psychiatrie de l'enfant*, XXXIX, 1, p. 5 à 40.

79. MARCELLI D (2000), L'attente trompée ou le manquement maternel, *Psychiatrie de l'enfant*, XLIII, 1, p. 23 à 54.

80. MAZET P, HOUZEL D, BURZSTEJN C (2000), Autisme infantile et psychoses précoces de l'enfant, *Encyclopédie Médico Chirurgicale, 37-201-G10*.

81. MECK WH, CHURCH R, OLTON D (1984), Hippocampus, Time, and Memory, *Behavioral Neuroscience*, 98, 1, p. 3 à 22.

82. MECK WH (1996), Neuropharmacology of timing and time perception, *Cognitive Brain Research*, 3, p. 227 à 242.

83. MELLIER D (2003), L'intégration psyché-soma et le temps de l'intrigue, ce que nous apprennent les bébés, *Champ psychosomatique*, n°30, p. 27 à 43.

84. MELTZER D (1980), *Explorations dans le monde de l'autisme*, Payot, Paris.

85. MINKOWSKI E (1948), Phénoménologie et analyse existentielle en psychopathologie, *Evolution psychiatrique*, 1, p. 137 à 185.

86. MINKOWSKI E. (1933), *Le temps vécu*, Etudes phénoménologiques et psychopathologiques, P.U.F., 1995.

87. MIRABEL-SARRON C., BLANCHET A. (2000), La dépression et la représentation du futur, *Annales Médico-Psychologiques*, 158, n°5, p. 424 à 429.

88. MISÈS R. (1985), Les pathologies limites de l'enfance, In : S. LEBOVICI, R. DIATKINE, M. SOULÉ, *Nouveau Traité de psychiatrie de l'enfant et de l'adolescent*, t.2, p. 1347 à 1362, P.U.F., Paris.

89. MISÈS R., FORTINEAU J., JEAMMET P. et al. (1993), Classification française des troubles mentaux de l'enfant et de l'adolescent (CFTMEA), 3ème édition, CTNERHI, diffusion P.U.F., Paris.

90. MONTAGNER H. (1998), Le temps et l'espace dans la structuration de l'enfant en développement, *Psychologie & Education* n°32, p.11 à 22.

91. MONTANGERO J. (1977), *La notion de durée chez l'enfant de 5 à 9 ans*, P.U.F.

92. MONTANGERO J. (1981), Les relations entre durée et succession : étude d'une « prélogique » enfantine appliquée au temps, *L'Année Psychologique*, 81, p. 287 à 308.

93. NASTASI A. (2000), Le rejet du temps, l'expulsion de la pensée, *Champ Psychosomatique*, n°20, p. 21 à 23.

94. NAUDIN J., PRINGUEY D., AZORIN JM. (1998), Phénoménologie et analyse existentielle, *Encyclopédie Médicochirurgicale, Psychiatrie*, 37-815-A-10, Elsevier, Paris.

95. NAUDIN J., AZORIN JM. (1998), Le concept d'identité chez Ricœur et l'expérience psychiatrique, *Confrontations psychiatriques*, 39, p. 73 à 88.

96.   NOSE I et al. (2001), Brain mechanisms for time and space interval perceptions, *NeuroImage*, 13, 6, p. 921 à 932.

97.   PARTRIDGE BC, FOX SH (2000), Juvenile offenders and accurate perception of time, *Perceptual and Motor Skills*, 91, p. 1011 à 1019.

98.   PIAGET J. (1946), *Le développement de la notion de temps chez l'enfant*, P.U.F., Paris.

99.   PISANTE J. (2002), Lévinas - Winnicott, le rendez-vous manqué, *Psychiatrie de l'enfant*, XLV, 1, p.247 à 260.

100.   PRINGUEY D. (1997), L'impatience schizophrénique, *L'Evolution Psychiatrique*, 62, 2, p. 357 à 367.

101.   RIBAS D. (1994), Le temps, l'enfant, la mort. Réflexions théoriques sur la clinique du temps, *Revue française de Psychanalyse,* n° 2, p. 429 à 446.

102.   RICOEUR P. (1985), *Temps et récit, T.3. Le temps raconté*, coll. Points Essais, Editions du Seuil, Paris.

103.   RICOEUR P. (1996), Les paradoxes de l'identité, *L'Information Psychiatrique*, 72, 3, p. 201 à 206.

104.   ROUAM F. et al. (2000), D'un temps à l'autre, *Neuropsychiatrie de l'Enfance et de l'Adolescence*, vol 48, p.92 à 95.

105. RIZZO L, DANION JM, VAN DER LINDEN M, GRANGÉ D (1996), Patients with schizophrenia remember that an event has occurred, but not when, *British Journal of Psychiatry*, 168, p. 427 à 431.

106. SCHUBOTZ R, FRIEDERICI A, VON CRAMON Y (2000), Time perception and motor timing : a common cortical and subcortical basis revealed by fMRI, *NeuroImage*, 11, p. 1 à 12.

107. SERRA M, ALTHAUS M, de SONNEVILLE LMJ, STANT AD, JACKSON AE, MINDERAA RB (2003), Face recognition in children with a pervasive developmental disorder not otherwise specified, *Journal of Autism and Developmental Disorders*, 33, 3, p. 303 à 317.

108. SMITH A, TAYLOR E, ROGERS JW, NEWMAN S, RUBIA K (2002), Evidence for a pure time perception deficit in children with ADHD, *Journal of Child Psychology and Psychiatry,* 43, 4, p. 529 à 542.

109. SMODLAKA C, DUC D (2000), Les autistes sont dans le temps, *Enfances et Psy*, n°13, p. 83 à 92.

110. SOULAYROL R (1999), *L'enfant foudroyé*, Odile Jacob, Paris.

111. ST AUGUSTIN, *Les Confessions*, livre XI, Garnier Flammarion, Paris, 1964.

112. STERN D (1997), *La constellation maternelle*, Calmann-Lévy, Paris.

113. STERN D (1998), Les bébés et la musique : réflexion sur les aspects temporels de l'expérience quotidienne d'un nourrisson, *Journal de la psychanalyse de l'enfant*, n°23, p. 89 à 111.

114. STERN DN (2003), *Le moment présent en psychothérapie*, Éditions Odile Jacob, Paris.

115. TATOSSIAN A (1979), *La Phénoménologie des psychoses*, Collection Phéno, Le Cercle Herméneutique, 3ème édition, Paris, 2002.

116. TATOSSIAN A (1993), Séparation et intersubjectivité, *Psychologie médicale*, 25, 11, p.1053 à 1054.

117. TATOSSIAN A (1996), La phénoménologie : une épistémologie pour la psychiatrie, *Confrontations psychiatriques*, 37.

118. TORDJMAN S, FERRARI P, GOLSE B et al. (1997), « Dysharmonies psychotiques » et « Multiplex Developmental disorder » : histoire d'une convergence, *Psychiatrie de l'enfant*, XL, 2, p. 473 à 504.

119. TORDJMAN S (1996), Vers une approche intégrée clinico-biologique de l'autisme, *Perspectives Psychiatriques*, 35, 1, p. 13 à 22.

120. TOPLAK ME, RUCKLIDGE JJ, HETHERINGTON R, JOHN SCF, TANNOCK R (2003), Time perception deficits in attention deficit / hyperactivity disorder and comorbid reading difficulties in child and adolescent samples, *Journal of Child Psychology and Psychiatry*, 44, 6, p. 888 à 903.

121. TOWBIN KE, DYKENS EM, PEARSON GS, COHEN DJ (1993), Conceptualizing « Borderline Syndrome of Childhood » and « Childhood

Schizophrenia » as a developmental disorder, *Journal of the American Academy of Child and Adolescent Psychiatry*, 32, 4, p. 775 à 782.

122. TUSTIN F (1972), *Autisme et psychose de l'enfant*, trad. Française, Éditions du Seuil, Paris, 1977.

123. UTSUMI T (2003), Temporalité chez le dépressif et le schizophrène, *Phénoménologie des sentiments corporels*, t. 1, p.137 à 141, Collection Phéno, Le Cercle Herméneutique.

124. VARELA FJ (2002), Le présent spécieux : une neurophénoménologie de la conscience du temps, *Naturaliser la phénoménologie, Essais sur la phénoménologie contemporaine et les sciences cognitives*, CNRS Éditions, Paris.

125. VERGELY B (1994), Le retournement du mal, in *LA PATIENCE, Passion de la durée consentie*, Série Morales, Editions Autrement, Paris.

126. VIDAL JM, GUILLEMOT P (1995), La théorie de l'esprit ou la représentation du psychisme d'un autre, in Handicaps et inadaptations, *Les cahiers du CTNERHI*, 67-68, p. 53 à 58.

127. WALLON H (1963), Les origines de la pensée chez l'enfant, Presses Universitaires de France, Paris.

128. WINNICOTT DW (1945), *L'enfant et le monde extérieur*, Éditions Payot, 1972.

129. WINNICOTT DW (1999), *L'enfant, la psyché et le corps*, Payot & Rivages.

130. WINNICOTT DW (1969), *De la pédiatrie à la psychanalyse*, Éditions Payot.

131. ZITTOUN C (2000), Temps et psychiatrie, *Nervure*, tome XIII, n°5.

132. ZUILI N. (2003), *Promenades autour de la temporalité*, L'Harmattan.

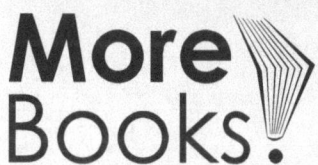
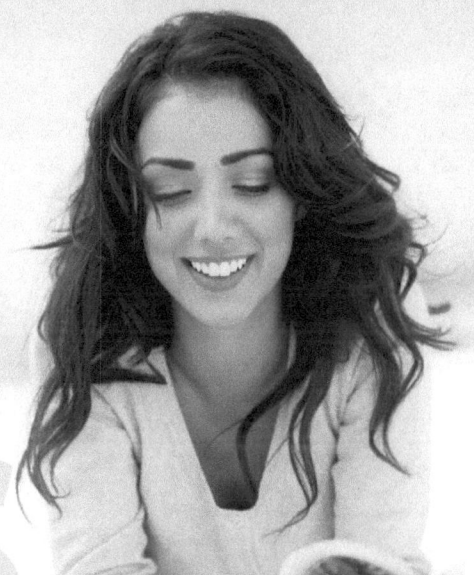
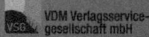

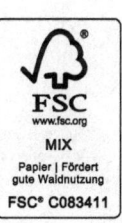

Zeitfracht Medien GmbH
Ferdinand-Jühlke-Straße 7
99095 Erfurt, Deutschland
produktsicherheit@kolibri360.de

Druck:
CPI Druckdienstleistungen GmbH
im Auftrag der
Zeitfracht Medien GmbH
Ein Unternehmen der Zeitfracht - Gruppe
Ferdinand-Jühlke-Str. 7
99095 Erfurt